QUELQUES

CONSEILS D'HYGIÈNE

DESTINÉS

AUX ÉLÈVES DES ÉCOLES CHRÉTIENNES.

QUELQUES
CONSEILS D'HYGIÈNE,

SUIVIS DE

LA POLITESSE EN ACTION,

OU

ENTRETIENS FAMILIERS

SUR

LES RÈGLES DE LA BIENSÉANCE

A L'USAGE DE LA JEUNESSE.

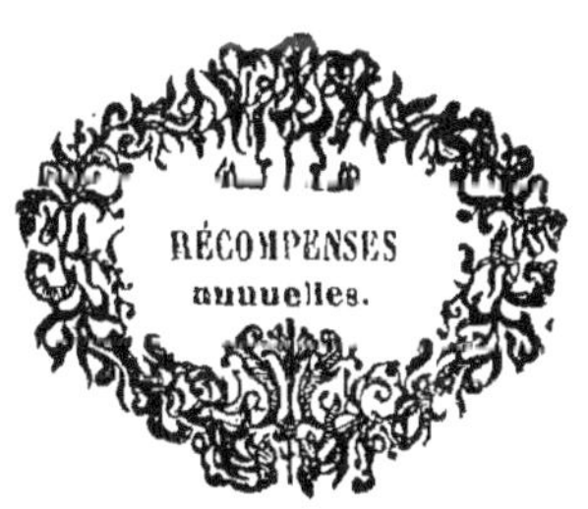

A VERSAILLES,

CHEZ L'ÉDITEUR, BEAU Jne, IMPRIMEUR,

Rue de l'Orangerie, 36.

1856

DE L'IMPRIMERIE DE BEAU,
à Saint-Germain-en-Laye.

AVANT-PROPOS.

———

Chers Enfants,

Lorsque vous vous portez bien , vous êtes beaucoup mieux disposés à remplir vos devoirs et à vous conduire d'une manière convenable ; on peut dire en quelque sorte que la santé, comme la piété, est utile à tout : c'est le bien le plus précieux et malheureusement celui que vous êtes le plus exposés à perdre.

Dans l'ancienne loi, Dieu lui-même avait ordonné à son peuple des précautions de santé, et notre Mère la sainte Eglise, en nous prescrivant l'abstinence et des jeûnes en certains temps de l'année, a voulu non-seulement enrichir notre âme par la pratique de la mortification et de la pénitence, mais encore contribuer efficacement à la santé de notre corps en prévenant les maladies et les nombreuses infirmités qui sont, trop souvent, les suites de l'intempérance et de la gourmandise.

Toutefois, mes chers amis, n'oubliez pas que si la santé du corps est utile, celle de l'âme est infiniment plus précieuse et plus importante. Vous ne devez donc négliger aucun des moyens que le Seigneur vous donne pour acquérir et conserver l'un et l'autre de ces biens, afin qu'après avoir rempli dignement la tâche que sa providence vous aura imposée ici-bas, vous alliez jouir, dans le ciel, de la récompense promise à vos travaux et à vos vertus.

I.

HYGIÈNE.

Le but de l'hygiène est d'apprendre à éviter les choses nuisibles, et à faire un bon usage des choses utiles.

L'hygiène dicte donc des règles relatives à tous les agents de la nature qui exercent sur l'homme quelque influence; elle s'occupe de l'alimentation, des vêtements, des passions, des travaux intellectuels, etc.

ARTICLE PREMIER.

ALIMENTS.

Si l'homme n'était pas assujetti à des devoirs que l'état de société lui impose, nul doute que, n'écoutant que son besoin, il mangerait et boirait quand il aurait faim et soif.

Mais s'il paraît d'abord absurde d'attendre une certaine heure, on peut ajouter que les organes s'accoutument très-rapidement à cette régularité; les sensations de faim et de soif reviennent par habitude aux mêmes heures, bien plus, elles peuvent disparaître avec l'heure du repas, sans qu'on ait pris aucun aliment.

On doit avoir soin de mâcher convenablement

les aliments, précaution sans laquelle les digestions sont plus longues et plus laborieuses pour l'estomac. On évitera l'usage absurde qui prescrit de boire, après un potage souvent brûlant, un verre de vin, que dans les contrées méridionales on sert souvent à la glace, comme pour ajouter à l'effet pernicieux qu'il doit produire. On s'abstiendra aussi des fruits dont l'acidité est très-prononcée, et surtout de ceux qui ne sont pas parvenus à leur maturité. On évitera les chocs mécaniques, tels, par exemple, que l'action de broyer des noix, des noyaux, etc.

L'habitude de fumer use et noircit les dents, outre qu'en excitant une sécrétion inutile de salive, elle occasionne l'atonie des glandes salivaires, qui deviennent moins impressionnables au stimulus des aliments. L'abus du tabac peut amener l'amaigrissement, l'irritation des voies aériennes, des intestins, produire des congestions cérébrales chez les personnes qui ne sont pas habituées à fumer.

Il convient de se laver la bouche après chaque repas, et le matin en se levant; lorsque les dents tendent à s'encroûter de tartre, on y joindra l'usage d'une brosse molle. — Les différentes poudres ou opiats qu'on emploie pour la conservation des dents ne sont pas toutes sans danger. On doit préférer les dentifrices qui n'agissent que par le frottement;

telles sont le corail, la pierre ponce, le charbon bien pulvérisés.

On évitera de manger dans les moments de grande agitation de corps ou d'esprit; ainsi, le repas du soir, vers la sixième heure, lorsqu'on est quitte des travaux du jour, doit être le principal. Il reste, d'ailleurs, assez de temps pour faire la digestion avant le coucher. C'est une mauvaise habitude que de souper; la digestion se fait mal pendant le sommeil. L'intervalle qui sépare les repas doit être au moins de six heures; ce temps étant nécessaire à la digestion, deux repas suffisent à un homme adulte; ce serait une fort mauvaise habitude de n'en prendre qu'un seul; car, s'il y a de l'inconvénient à introduire dans l'estomac des aliments avant que ce viscère soit vide, il n'y en a pas moins à le laisser trop longtemps dans un état de vacuité. De plus, une trop longue abstinence dispose à manger avec voracité une trop grande quantité d'aliments. Les enfants ne peuvent supporter une abstinence trop prolongée; on peut leur accorder quatre repas.

Quelle est la quantité d'aliments qu'on doit prendre dans un repas?...

La meilleure de toutes les règles est celle que nous dicte la nature :

Satisfaire la faim et la soif. — Mais ces besoins

ne sont-ils pas rendus chaque jour illusoires par l'art détestable des assaisonnements? On mange en général beaucoup plus qu'il ne faut.

L'intempérance est la source de la plupart des infirmités physiques et morales, et la vertu contraire produit des effets opposés

Quant à la qualité et à la nature des aliments, il est important de ne pas toujours continuer le même régime. L'abstinence de la diète végétale, le régime animal exclusif, les boissons fermentées augmentent, il est vrai, la force physique, mais elles rendent les passions plus véhémentes et affaiblissent les facultés intellectuelles : tandis qu'une abstinence médiocrement prolongée, une diète végétale, lactée, la privation des liqueurs fermentées, rendent les hommes plus doux, plus indulgents, éteignent l'aiguillon des passions et rompent la continuité du même régime, laquelle prédispose à un grand nombre de maladies : l'hygiène est d'accord avec la religion catholique pour conseiller deux jours maigres par semaine.

La quantité des boissons doit être plus considérable que celle des aliments solides, mais il faut que l'eau y domine. Les boissons fermentées alcooliques ou aromatiques, prises concentrées, abrégent l'existence.

L'eau doit être fraîche, vive, limpide, inodore et contenir de l'air ; on s'assure qu'elle contient de l'air, si, en élevant sa température, on voit se dégager des bulles de gaz.

L'eau de rivière est la plus pure, la plus légère, surtout si elle roule sur un lit de sable et de graviers. L'eau privée d'air par l'ébullition et la distillation est beaucoup plus pesante à l'estomac. La température de l'eau influe notablement sur ses effets ; l'eau froide surtout unie à un principe acidulé étanche l'ardeur de la soif. — Celle qui est saturée d'un principe sucré jouit à peine de la faculté de désaltérer.

L'eau chaude ou tiède jette les organes digestifs dans une fâcheuse atonie. Il faut boire avec beaucoup de modération quand la soif se fait sentir dans l'intervalle des repas.

L'abus des liqueurs spiritueuses a pour effet certain, non-seulement la dégradation morale la plus vile et la plus méprisable, mais encore le développement des maladies les plus graves et sûrement mortelles. M. Muret rapporte qu'en Suisse, d'après les registres mortuaires, le nombre de morts attribuées à l'ivrognerie est si grand, qu'elle tue plus de monde que les maladies les plus perfides et les plus meurtrières.

On doit apporter de grands soins aux vases et aux ustensiles qui servent à la préparation et à la conservation des substances alimentaires. L'argile, l'étain, l'argent, le fer et le cuivre sont les matériaux les plus communément employés pour la confection des vases culinaires. Les poteries communes sont enduites d'un vernis contenant de l'oxyde de plomb. On doit éviter de laisser refroidir et même de conserver les aliments dans ces vases et dans ceux de cuivre.

La faïence, la porcelaine et le verre ne présentent pas le même inconvénient. L'étain, le fer battu ou le cuivre doublé d'argent font d'excellents ustensiles. Il importe d'entretenir dans les vases de cuivre une extrême propreté, de ne pas laisser à demeure les robinets de cuivre adaptés aux tonneaux qui contiennent le vin, le cidre, etc...

ARTICLE II.

AIR.

L'air exerce sur nos organes des influences variées, relatives à ses diverses qualités que nous allons exposer succinctement.

L'air chaud a pour premier effet d'amener l'expansion des fluides et le relâchement des solides, d'où une transpiration tellement abondante, que le plus léger mouvement provoque une sueur générale ; une faiblesse extrême, la tendance au repos, la paresse en sont les résultats immédiats.

L'air modérément froid a, au contraire, une vertu fortifiante. Pendant l'hiver la réflexion est plus profonde, l'attention plus soutenue : c'est la saison de l'étude ; on est généralement plus gai et plus dispos. Lorsque l'air est excessivement froid, il perd sa propriété fortifiante ; les organes s'engourdissent et cessent de se développer. Personne n'ignore que les peuples voisins du cercle polaire sont d'une petite stature, difformes et rabougris. Cependant les variations dans la température des saisons sont indispensables à la vie. Avec un printemps perpétuel, les êtres vivants s'épuiseraient promptement et disparaîtraient ; la nature a besoin de repos, l'hiver est le repos de la nature : les alternatives sont nécessaires, et si l'homme se plaît dans les changements, c'est que les changements lui sont indispensables.

L'humidité de l'air est de toutes ses qualités celle qui exerce l'action la plus funeste ; les organes, dépourvus d'énergie, exécutent avec lenteur les fonctions qui leur sont confiées. Les sensations sont obtuses, les passions peu développées. Les peuples qui vivent soumis à cette influence continuelle sont peu propres aux grandes entreprises, et moins encore aux travaux de l'esprit. L'action de l'air ne se fait pas également sentir sur tous les individus. Ceux qui sont fortement constitués bravent quelquefois impunément les différentes intempéries des saisons sans en être affectés. L'habitude peut produire aussi le même résultat. L'air agit encore sur nos organes d'une manière toute différente, s'il a présenté pendant longtemps le même état, ou s'il ne l'a conservé que peu de temps ; si cette qualité est survenue tout à coup, ou si elle est graduelle. Ce changement s'est-il fait d'une manière graduelle, et est-il de peu de durée, son effet sur l'organisme est alors presque nul, et même il est plus avantageux que nuisible : aussi nous trouvons-nous bien des variations quotidiennes de la nuit au jour.

Le passage subit du chaud au froid peut, au contraire, faire naître la plupart des maladies: c'est en effet au sortir des spectacles, des bals, etc., etc., que se contractent la plupart des maux de poitrine, du ventre, les rhumatismes, etc.

Les vents destinés à renouveler la pureté de l'air agissent sur l'économie, surtout en raison de leur qualité chaude ou froide, sèche ou humide. Cependant ils exercent encore sur la surface une pression mécanique d'autant plus grande qu'ils sont plus

violents. Certains vents déterminent la morosité,
l'accablement de corps et d'esprit; l'agilité, le bien-
être physique et moral coexistent surtout avec les
vents d'Est.

Le passage subit d'un vent à un autre peut être
dangereux. On doit éviter, lorsqu'il existe des courants d'air dans un appartement, de s'y exposer
quand le corps est en sueur.

La lumière est un des principaux éléments de la
vie; c'est à la lumière que les plantes doivent leurs
couleurs, leurs parfums et leurs saveurs. Comparez
les fruits qu'on fait mûrir dans les serres à ceux
qui viennent en plein soleil. Les animaux du Nord
sont pâles et blafards; ceux des pays où la lumière
abonde sont éclatants d'or et d'azur. Cette influence
est non moins prononcée sur l'homme; il pâlit, il
s'étiole comme les végétaux, lorsqu'il est privé des
rayons du jour; vit-il, au contraire, au grand soleil,
il devient plus fort, agile, dispos.

La lumière est donc un excitant. Une lumière vive
convient à ceux dont la constitution est débile, aux
femmes délicates; elle est nuisible à ceux qui sont
doués de qualités contraires.

C'est à l'absence de lumière que ramène la nuit,
que nous devons le repos de nos organes et le
sommeil réparateur.

Moyens de corriger ou d'éviter les diverses qualités
de l'air.

De tous les moyens de corriger ou d'éviter les diverses qualités de l'air, le plus puissant, le plus certain, c'est de s'accoutumer dès l'enfance à les braver. On ne doit donc pas craindre, lorsqu'on est dans un état de santé satisfaisant, même sans être robuste, de s'exposer à toutes les intempéries.

Les gens débiles, au contraire, se garantiront du froid excessif par des vêtements chauds, par la chaleur artificielle du feu, par des aliments substantiels. Ils se mettront à l'abri d'une chaleur excessive en habitant des lieux obscurs, souterrains, en arrosant le sol avec de l'eau froide ; ils dissiperont l'humidité de l'air par le moyen du feu et échapperont à la sécheresse en faisant évaporer de l'eau, etc.

On aura soin de renouveler l'air des appartements, car l'air respiré s'épuise bientôt de gaz réparateur et se charge d'émanations animales. Le moyen le plus simple, c'est d'établir des courants en ouvrant les fenêtres et les portes ; toutefois ces courants ne sont pas sans danger, surtout si la température de l'appartement est élevée. Un autre mode de ventilation aussi simple consiste dans l'emploi des cheminées. Le feu qu'on établit dans le foyer amène un véritable courant de chaleur de dedans en dehors.

Dans les lieux destinés à contenir beaucoup de monde , on établira des ventilateurs, appareils qui produisent le même effet, mais avec plus d'activité et de promptitude.

L'air peut être vicié par les émanations des corps en combustion, tels que le charbon , la braise, la houille, le coke, etc., par la fermentation alcoolique.

Dans ces circonstances, la quantité d'oxygène diminue, la proportion d'azote augmente, il se forme du gaz oxyde de carbone et acide carbonique, gaz éminemment délétères, et pouvant occasionner l'asphyxie ou plutôt un véritable empoisonnement. Aussi, deviennent-ils rapidement mortels , si le courant d'air établi n'est pas suffisant pour enlever rapidement ces gaz.

L'air est encore altéré par l'éclairage artificiel, surtout dans les lieux de réunion nombreuse où l'on emploie le gaz, tels que les spectacles. Aussi, l'éclairage artificiel prend-il une part très-réelle dans les nombreuses influences qui détruisent prématurément la santé des personnes habituées à faire de la nuit le jour et du jour la nuit.

ARTICLE III.

PROPRETÉ.

L'entretien de la santé est si étroitement lié à la propreté, qu'on ne saurait y apporter trop d'attention. — Il faut donc nous occuper, sous ce rapport, de nos habits, de notre linge, de nos draps, de nos lits; objets qui, absorbant la matière de notre transpiration et étant immédiatement appliqués sur la peau, peuvent déterminer des maladies de toute espèce, s'ils ne sont pas propres.

Les moyens les plus efficaces de favoriser les fonctions de la peau sont les ablutions, les bains.

Les ablutions modèrent la transpiration et combattent avec avantage les effets d'une chaleur exagérée. Les parties qui doivent être soumises à des ablutions plus fréquentes sont celles qui sont le plus exposées aux agents extérieurs, telles que la figure et les mains, celles où se fait une transpiration abondante.

Les effets des bains sont différents suivant la température de l'eau, sa mobilité ou son immobilité. Il est utile de faire un léger exercice avant le bain froid, mais il ne faut pas que cet exercice soit porté jusqu'à la sueur. Il est important de se mouiller la

tête afin d'empêcher les congestions vers le cerveau.
La durée du bain est déterminée par l'effet qu'on en
ressent; on doit s'en retirer dès qu'on éprouve des
frissons. On évitera d'entrer dans l'eau pendant le travail de la digestion, c'est-à-dire avant quatre heures
après le repas. On aura soin de ne pas s'exposer immédiatement au froid. Les bains de rivière ou de
mer sont de tous les plus avantageux; le bien qu'on
en retire est dû autant, pour le moins, aux mouvements, aux efforts que nécessitent les divers modes
de natation, qu'à l'action immédiate de l'eau.

La taille trop fréquente des cheveux augmente
l'appel des fluides vers la tête, et par là le développement de ces affections variées auxquelles on donne
le nom de *gourmes*. Cet accroissement exagéré de
la vitalité de la tête, s'il persiste trop longtemps,
outre l'inconvénient d'amener la chute prématurée
des cheveux, peut causer des accidents plus graves.

Règle générale : on ne doit retrancher de la chevelure que ce qui est nécessaire pour qu'elle ne soit
point incommode. Lorsque la tête est le siége d'insectes parasites, on s'empressera, contrairement à un
préjugé général, de les détruire aussitôt qu'on les
apercevra. Les animaux eux-mêmes nous donnent
l'exemple de ce précepte; les oiseaux, les singes
tuent et mangent leurs poux. Le meilleur moyen

est de frotter légèrement une feuille de papier brouillard avec de l'onguent mercuriel et de l'appliquer sur la tête.

Il semble au premier abord ridicule de s'occuper de la taille des ongles. Pour les mains, qu'ils soient coupés longs ou courts, peu importe, puisqu'il n'y a que la forme qui en souffre. Mais pour les pieds, il n'en est pas de même : il faut les couper carrément, de manière que les deux côtés de l'ongle appuient sur les chairs latérales, les empêchent de remonter, et que, ne croissant pas dans ce sens, ils ne puissent pénétrer dans les chairs.

La barbe doit être faite souvent; une barbe longue retient la sueur et la poussière ; il faut alors la laver et la peigner fréquemment. Les vêtements doivent être légers en été et chauds en hiver. Il est très-dangereux de laisser sécher les habits mouillés sur le corps; les tissus de couleur claire, réfléchissant mieux les rayons lumineux que les tissus de couleur foncée, conviendront pendant l'été : une étoffe de couleur brune, absorbant les mêmes fluides, vaudra mieux en hiver.

L'usage de la laine sur la peau peut être, dans quelques circonstances, de la plus grande utilité. Cependant il y a de graves inconvénients à l'employer sans nécessité. On ne peut trop s'élever contre la manie des parents de faire porter à leurs enfants des gilets et des bas de laine, alors que ceux-ci s'y refusent. Ce sont en effet les enfants robustes et vigoureux, à peau colorée, chaude et sensible, qui en éprouvent des démangeaisons et des cuissons, tandis que ceux auxquels elle est utile n'en ressentent que peu d'incommodités. En principe la laine sur la peau est nuisible aux enfants robustes, elle est utile au contraire aux enfants mous, indolents, faibles, lymphatiques.

Le choix du tissu n'est pas indifférent : le tissu sera d'autant plus gros, plus âpre, qu'on voudra obtenir une stimulation plus énergique.

En général, on ne devra quitter les habits de laine que pendant les grandes chaleurs de l'été. Le renouvellement de ces tissus aura lieu au moins deux fois par semaine.

La tête doit être peu couverte ; il vaudrait même mieux s'habituer à marcher nu-tête. Pour la chemise, les poignets et les cols ne doivent pas être trop serrés. Ceci doit encore s'entendre des cravates, des colliers et des rubans dont on s'entoure le cou. La compression que ces liens exercent sur les vaisseaux amène fréquemment des affections du cerveau, l'apoplexie.

On ne saurait blâmer avec trop de force l'usage

des corsets. Pour paraître avoir la taille fine, les femmes se ruinent la santé. En comprimant les côtes, ces liens empêchent leurs mouvements et la dilatation des poumons.

Les chaussures trop serrées empêchent le pied de se développer et durcissent les parties sur lesquelles elles pressent; de là les diverses excroissances, les cors, les oignons, les œils de perdrix ; malheureusement, aujourd'hui, on veut avoir des pieds chinois et on s'estropie.

ARTICLE IV.

DES SENS.

L'homme est de tous les animaux celui dont les sens sont le plus généralement parfaits. S'il ne voit pas d'aussi loin que l'aigle, s'il n'a pas l'odorat du chien, l'ouïe du lion, l'ensemble de ses sens est supérieur à celui de ces animaux, et, par le toucher et le tact, il les laisse bien en arrière.

La perfection des sens étant du plus grand intérêt pour le développement et l'action de l'intelligence, nous devons nous appliquer à conserver et à perfectionner ces instruments.

_Vue. On doit éviter une lumière trop intense ou trop faible, les couleurs trop éclatantes ou trop sombres, le travail à la lumière artificielle et sur des corps trop menus, le passage brusque de l'obscurité à la lumière, le repos ou l'action trop prolongés de l'œil.

Ouïe. Il faut s'abstenir d'une alimentation trop abondante ; en effet les bruits, les sifflements, les bourdonnements de l'oreille sont fréquemment le résultat d'un régime trop réparateur. Mais ce sont principalement les excès dans les boissons alcooliques qui amènent les troubles les plus graves, par l'état d'hébétude, de stupéfaction dans lequel elles jettent les organes de l'innervation. L'exercice de l'ouïe lui donne une rare perfection.

Odorat. Les anciens faisaient un très-grand usage des parfums ; cependant leur action continue finit par énerver et par jeter dans la mollesse. Il vaut mieux s'en abstenir et réserver la finesse de son odorat pour les odeurs suaves dont la nature est si spontanément prodigue.

Goût. Les saveurs ont peu de relations avec les organes de l'intelligence : elles donnent peu d'idées. On peut être homme de génie et être insensible à leur impression.

Toucher. Parmi les agents qui donnent au toucher et au tact une grande finesse, il faut placer au premier rang les lotions et les bains tièdes.

ARTICLE V.

SOMMEIL.

Un sommeil paisible, profond et d'une durée convenable est nécessaire à la vie. Les personnes qui prolongent le plus leur carrière sont celles qui se couchent et se lèvent de bonne heure. Il faudrait régulièrement se coucher à neuf heures du soir et se lever à cinq heures du matin.

La chambre à coucher doit être ouverte pendant une partie du jour, et fermée aux approches de la nuit. Il ne doit s'y rencontrer rien qui puisse en consumer l'air respirable, ou retenir auprès du lit l'air expiré ; ainsi point de fleurs, point d'animaux. Que les rideaux du lit ou de l'alcôve restent ouverts.

S'habituer à dormir sur un lit dur est le moyen d'être rarement privé de sommeil aux heures où on doit s'y livrer. Ce précepte s'applique surtout aux jeunes gens.

Le lit doit être composé d'une couchette élevée suffisamment pour isoler du sol les objets dont il se compose, d'une paillasse ou bien d'un sommier élastique ou de crin, d'un ou de deux matelas, d'un traversin de plumes ou mieux de crin, des draps et des couvertures. On doit rejeter les oreillers, les édredons, le lit de plumes, qui augmentent la perspiration cutanée et tendent à affaiblir. Il convient d'exposer chaque jour, à l'air, les différentes parties du coucher, et de rebattre les matelas, une fois par an, pour les purifier des émanations dont ils se sont imprégnés.

Toute espèce de ligature, celle surtout du cou, est dangereuse pendant le sommeil ; une simple chemise, dont le col ne doit jamais être fermé, suffit pour tout vêtement. Il est bon d'habituer les enfants à coucher tête nue.

ARTICLE VI.

EXERCICES GYMNASTIQUES.

Les enfants et les jeunes gens aiment à sauter, à courir, à essayer de toutes manières leur adresse et leurs forces. Tout en se gardant de contrarier cet instinct naturel, on le soumettra cependant à quelques règles.

Les exercices seront proportionnés aux forces des enfants ; on ne doit passer à ceux qui exigent un grand déploiement de vigueur, que lorsque l'habitude aura rendu familiers ceux qui en demandent un peu moins. Les exercices violents, tels que les armes, le saut, la lutte, ne seront pris que lorsque la digestion est achevée ; et, réciproquement, les repas ne devront pas les suivre immédiatement. On se couvrira alors de vêtements légers, et quand la sueur ruissellera de toute la surface du corps, on se gardera d'arrêter subitement ce travail, soit en s'exposant à l'impression du froid, et même à l'ombre, soit en prenant des boissons froides, en se lavant les mains, le visage, etc. On se couvrira au contraire de ses vêtements, s'ils ont été quittés pendant l'exercice, ou bien on en changera, si on les a conservés.

ARTICLE VII.

INSTINCT ET PASSIONS.

Si l'on parvient à modifier, à changer même presque entièrement le caractère d'une foule d'animaux, quels résultats moraux ne peut-on pas espérer, quand on se donnera la même peine pour l'éducation de l'enfant? Ici encore l'hygiène nous fournit des conseils salutaires pour la direction de ses instincts et de ses passions.

L'enfant donne-t-il des signes non équivoques d'un grand besoin d'attachement, montre-t-il une grande disposition à s'attendrir, à se désespérer sur l'absence de ses amis, on aura soin d'écarter toute espèce de livre à sentiments exagérés, on ordonnera l'exercice de toutes les facultés qui exigent le plus de raisonnement, le calcul, la mécanique, etc.; on prescrira des occupations continuelles, la solitude étant dangereuse. En fait d'amusement, on ne permettra que ceux qui portent avec eux un caractère mâle, tels que les exercices gymnastiques, les courses à cheval, l'escrime, la chasse.

Si l'enfant est enclin à la peur, on ne devra sous aucun prétexte lui faire des gestes effrayants ou de ces contes ridicules, qui tendent à détruire le courage ou à en comprimer la manifestation et le développement. Point de coups aux portes, point de cris d'alarme ; qu'on ne l'entretienne pas de revenants, d'histoires de loups-garous, de sorciers. Il est inutile de raisonner avec l'enfant ; allez plutôt vers l'objet qui occasionne sa peur, et revenez en riant ; menez-le vers cet objet, afin qu'il se convainque lui-même de la puérilité de sa crainte. Habituez-le de bonne heure à se trouver dans les ténèbres, mais pour cela ne lui commandez pas sans raison de monter dans un grenier ; il ne faut pas remplacer cette peur par celle du châtiment.

On fermera l'oreille aux doléances de l'enfant qui viendra se plaindre de l'agression d'un plus faible ; on l'engagera à repousser l'agression par la force.

Mais s'il arrive qu'on ait à réprimer un grand penchant aux querelles, aux rixes, on développera chez l'enfant le sentiment du juste et de l'injuste, on lui représentera combien est odieux l'abus de la force ; on le privera de la société de ses camarades, lorsqu'il aura été l'occasion d'une rixe.

Un enfant laisse-t-il apercevoir du plaisir à tourmenter, à torturer, à tuer des animaux, ne fût-ce que des insectes, on devra le priver de ces êtres faibles et ne laisser près de lui que des animaux capables de se défendre. On lui rendra, autant que possible, sur-le-champ le mal qu'il aura fait souffrir. La douleur sera pour lui l'apprentissage de la commisération. On lui interdira la chasse, on évitera de le conduire aux combats d'animaux.

Quand l'enfant a des dispositions à la ruse, à la fourberie, on lui fera comprendre que le mensonge est une preuve de culpabilité. On prendra ensuite toutes les mesures pour que toutes les conséquences du mensonge, comme de n'être pas cru quand on dit la vérité, d'être accusé du mal qu'on n'a pas fait, quoiqu'on s'en défende, se rassemblent sur sa tête et le condamnent.

En général on n'a pas à s'occuper de développer le sentiment de propriété ; mais cependant si l'enfant semble ne pas tenir aux jouets qu'on lui donne, s'il les distribue facilement à ses camarades, laissez-le, pour remédier à ce désintéressement , éprouver une privation un peu prolongée, laissez-le s'ennuyer quelque temps.

On a bien plus souvent occasion de réprimer le sentiment de propriété qu'à le développer. On exercera sur l'enfant, et à son insu , une surveillance active, on le punira d'autant plus sévèrement que la tendance au vol sera plus forte, quelque minime que soit la valeur de l'objet volé.

Mais ce sera surtout en l'instruisant des sublimes vérités de la morale chrétienne, qui condamne la soif des richesses, qu'on augmentera le contre-poids de ce funeste penchant.

L'amour-propre, l'estime de soi, contenus dans de justes limites, sont la source de grandes qualités. On devra donc les développer chez l'enfant qui en manque, en faisant l'éloge, en sa présence, de ce qui est grand et utile, en blâmant tout ce qui est honteux, en applaudissant à ses succès, en lui présentant pour modèles des hommes placés dans une sphère supérieure à la sienne , en lui donnant pour compagnons des gens qui se respectent.

Avec l'enfant orgueilleux, insolent, on sera extrêmement avare d'éloges, qu'ils soient mérités ou non ; on n'en accordera qu'à la modestie et à l'humilité.

On lui fera comprendre que son orgueil le rend détestable à tous, qu'il fait pitié. On l'habituera à se
servir lui-même, on s'éloignera de lui dès qu'il
commandera avec impudence, etc.

A l'enfant qui annonce un grand développement
de la vanité, on se gardera bien de rien faire faire
par l'emploi de ce levier. Il ne doit pas être loué,
comme on le fait malheureusement trop souvent,
sur sa figure, sur ses habits, sur les riens qu'il débite, etc. Un homme vaniteux est l'esclave de l'opinion de ses semblables.

L'enfant est-il sans caractère, sans volonté, il faut
lui présenter des obstacles faciles à surmonter et
l'exercer à les vaincre; accroître peu à peu ces obstacles, et faire attention à ce qu'ils ne soient pas de nature à le rebuter.

Pour réprimer l'entêtement, il faut commencer
de bonne heure. Veut-il une chose, malgré vos
recommandations, laissez-le parfaitement libre; mais
faites en sorte, sans qu'il puisse s'en douter, que les
conséquences lui soient assez préjudiciables pour lui
donner une leçon dont il se souviendra.

N'oublions pas, surtout, d'habituer l'enfant à la
déférence, au respect, à la vénération pour ce qui est
véritablement au-dessus de lui par l'intelligence et
le savoir unis à la moralité et à la vertu.

II.

MALADIES LES PLUS ORDINAIRES.

Moyens de les prévenir ou de les guérir.

ARTICLE PREMIER.

DE LA GRIPPE ET DE SES DANGERS.

La grippe est une maladie catarrhale, affectant la gorge et le nez, et déterminant une fièvre générale.

Ce n'est point un rhume ordinaire, parce que c'est en même temps rhume de poitrine et rhume de cerveau; un rhume dont la toux ressemble beaucoup à celle de la coqueluche, et dont la complication fébrile peut amener de véritables accidents. J'ai vu des malades chez lesquels le mal de tête allait jusqu'à déterminer du délire; j'en ai soigné chez qui la grippe avait amené des indigestions : mais surtout j'ai vu nombre de grippes mal soignées dégénérer en fluxion de poitrine ou en pleurésie.

Le suprême remède contre la grippe, c'est une bonne et suffisante transpiration; et pour détermi-

ner cette transpiration , écoutez et pesez les commandements que je vais vous faire , en vrai sergent
à l'exercice.

— Lit bien chaud. — Avant de se mettre au lit,
bain de pieds très-chaud, d'un quart-d'heure environ; on l'aiguise avec de la cendre ou du sel, et non
avec de la moutarde, dont les émanations feraient
pleurer les yeux davantage. — Après le bain de
pieds, cataplasmes de farine de lin enveloppant
chaque pied ; coucher. — Une tasse d'infusion de
fleurs de violettes ou de sureau ; bouteille d'eau
chaude aux pieds, — deux à trois couvertures épaisses. — Repos fixe ! C'est-à-dire que lorsqu'on veut
transpirer au lit, plus on remue et moins on y parvient.

Cela est efficace dans les cas simples et ordinaires ;
mais à la moindre hésitation, au moindre doute, il
faut avoir recours au médecin. Notez bien que tel
moyen qui convient aux uns devient pernicieux pour
les autres.

Écoutez une toute petite histoire.

Deux ouvriers menuisiers, pressés d'ouvrage et
talonnés par le patron, sciaient, taillaient, tapaient,
rabotaient avec une ardeur si grande, que la sueur
humectait leurs manches de chemises, et que sur
leurs gros et bons visages scintillaient des goutte-

-ettes de transpiration brillantes et limpides comme des perles.

Ouf! s'écria le plus fatigué, en s'arrêtant un peu, j'ai bien gagné de boire un coup.

— Et moi..... pareil, répond l'autre !

Ils allaient courir au cabaret peut-être ; mais l'œil vigilant du maître apparaît dans l'atelier. Une cruche d'eau froide se trouvait dans un coin, les deux ouvriers y burent l'un après l'autre.

Le soir, les deux compagnons étaient tous les deux mal à l'aise.

— J'ai des frissons qui me courent dans le dos, dit le premier.

— On dirait que j'ai des glaçons sur la poitrine, dit le second. — Nous avons la grippe, mon vieux, c'est un mal qui est à la mode. — C'est possible, mais c'est pas mal embêtant, tout de même.

— Viens faire un tour chez le marchand de vin, jeune trembleur, et je te vas nous guérir d'emblée.

Chez le marchand de vin on prit un vin bien chaud avec girofle, cannelle, et tout l'assaisonnement de rigueur. Là-dessus les deux ouvriers coururent se coucher, dans l'espérance de bien transpirer l'un et l'autre.

Effectivement, le lendemain matin l'un des deux buveurs était radicalement guéri ; mais l'autre avait une fluxion de poitrine des plus intenses, à laquelle il a fini par succomber.

Pourquoi guérison d'un côté et catastrophe de l'autre? Parce que les deux grippes n'étaient pas dans les mêmes conditions thérapeutiques. L'un avait une grippe anodine sans fièvre, sans complication; l'autre avait une grippe doublée d'un état inflammatoire, dont le vin chaud a déterminé les funestes résultats.   Dr JULES MASSÉ.

ARTICLE II.

ÉCHARDES, PIQURES D'AIGUILLES ET D'ÉPINGLES; DOIGTS ÉCRASÉS, COUPURES, ÉCORCHURES, ETC.

Les échardes (ou éclats de bois qui entrent dans la peau) doivent être retirées le plus promptement possible; autrement elles produisent un petit foyer inflammatoire, et il se forme un abcès. Ainsi, dussiez-vous vous écorcher et vous faire saigner un peu, tâchez d'extraire l'écharde. En mettant la main pendant une heure ou deux dans l'eau tiède, la peau se ramollit et l'extraction devient plus facile.

Après une piqûre, on doit la faire saigner le plus possible, la sucer même s'il est besoin; et puis, si la blessure a été profonde, en prévenir l'inflammation par un bain local prolongé ou par des cataplasmes.

Enfin, quand on a eu le doigt pris dans une porte ou blessé par un corps lourd, il faut plonger la main non plus dans l'eau tiède, mais dans l'eau froide. Avec les bains prolongés d'eau froide, je recommanderai les compresses imbibées d'eau salée ou d'eau-de-vie camphrée coupée aux deux tiers avec de l'eau ordinaire.

Quant aux cataplasmes, les meilleurs, en pareille circonstance, sont les cataplasmes d'oseille ou de beurre frais.

Quant aux coupures, aux écorchures, comme une plaie, pour se cicatriser promptement, a besoin d'être d'une excessive propreté, il faut laver la partie blessée avec de l'eau fraîche ; si le sang coule en abondance, l'arrêter en appliquant de l'amadou, ou du linge brûlé, ou de la toile d'araignée ; enfin rapprocher les chairs de manière à ce qu'elles puissent se coller. Il existe, dans la classe ouvrière, une manie pernicieuse, c'est d'appliquer sur la moindre écorchure des onguents et des graisses souvent fort malpropres : même quand on veut employer le suif, on s'embarrasse peu qu'il contienne des ordures, de la poussière ou du charbon. C'est un tort : les corps gras n'aident la cicatrisation qu'en mettant la partie malade à l'abri des contacts immédiats, en empêchant les collements ou les frottements qui pourraient arrêter le travail de la nature. Si ces corps gras renferment quelques corps durs, ces corps durs irritent la plaie, l'enflamment et produisent ce que vous appelez un mal envenimé.

> Quant aux égratignures,
> Aux piqûres,
> Aux coupures,
> Aux gerçures,
> Aux brûlures,
> Ce sont de petits accidents
> Qu'on aggrave par des onguents,
> Et par mille et mille pommades,
> Que des gens, d'ailleurs excellents,
> Prodiguent à tous les malades !
> De l'eau fraîche, de l'huile et de la propreté,
> Guérissent tous ces maux avec rapidité.
>
> (*Le Conseiller universel.*)
> Dr JULES MASSÉ.

ARTICLE III.

VACCINE.

A l'ouest de l'Angleterre, dans la paroisse de Berkeley, au comté de Glocester, un médecin dont le nom sera à jamais mémorable, Jemer, remarqua que, dans les grandes épidémies de variole, certains individus employés dans les laiteries ne contractaient pas cette maladie. Ayant fait des recherches à ce sujet, il apprit que les individus en question étaient ceux qu'on employait à traire les vaches affectées d'une éruption pustuleuse, désignée sous le nom de *cow-pox* (vérole des vaches), et qui, ayant quelquefois des écorchures aux doigts, y éprouvaient une éruption en tout semblable au *cow-pox*. Il en conclut qu'en inoculant la matière de cette éruption à toutes autres personnes, elles seraient également préservées de la variole. L'expérience justifia ce pressentiment, et cette grande découverte fut proclamée en 1798. Voyons maintenant quelles sont les conditions favorables à l'inoculation de la vaccine, les moyens les plus propres à opérer cette inoculation, la marche que suit l'éruption qui en résulte , et partant les caractères qui doivent donner la certitude de sa vertu préservatrice.

Le vaccin peut être inoculé à des individus de tout âge, mais il est d'un effet plus sûr chez les enfants que chez les adultes, il réussit aussi mieux dans les saisons douces et tempérées que dans les froids rigoureux. L'existence d'une maladie aiguë et certaines maladies régnantes peuvent s'opposer au succès de l'opération. Bien qu'ordinairement il ne se transmette qu'une fois sur la même personne, on en a cependant vu chez lesquelles il avait réussi deux et même trois fois ; il peut aussi prendre chez d'anciens variolés. Pour le faire réussir chez les vieillards, il convient quelquefois de combattre la rigidité de la peau par des bains, des lotions et des cataplasmes, tandis

que chez les enfants faibles, d'une constitution molle,
il faut, au contraire, frotter la peau avec une serviette
un peu rude. Le moment le plus favorable à la trans-
mission est le septième ou le huitième jour de l'inoculation, parce que c'est le moment où le liquide de
l'éruption est tout à la fois assez limpide pour être
facilement recueilli et inoculé, et assez mûr pour se
transmettre sûrement.

On peut vacciner indistinctement sur toutes les
parties du corps; cependant, on préfère le bras,
comme la partie la plus commode. On choisit la
partie supérieure de la face externe. On opère ordinairement avec une lancette, qu'on pourrait très-
aisément remplacer par une aiguille ou tout autre
corps assez aigu pour pénétrer dans les tissus. Avant
d'opérer, on charge cette lancette, ce qui se pratique
différemment, suivant que l'on vaccine de bras à
bras ou avec du vaccin conservé, soit sur des plaques
de verre, soit dans des tubes. Quand on vaccine de
bras à bras, on attaque la pustule par sa face ou par
ses bords, et on retire la lancette chargée d'une
goutte de virus. Saisissant alors avec la main gauche
le bras de la personne, de manière à tendre en sens
inverse la peau avec le pouce et l'indicateur, on
glisse la pointe de la lancette à plat sous l'épiderme,
obliquement, de haut en bas, à la profondeur d'un à

deux millimètres. On la retourne une fois ou deux, ou bien on la laisse séjourner une demi-minute. On fait aussi assez généralement trois ou même quatre piqûres à chaque bras. Une seule suffirait, cependant, si le vaccin prenait bien.

Que le vaccin prenne ou non , du *premier* au *quatrième* jour, on n'observe absolument rien. Sur la fin du *quatrième*, on sent distinctement au toucher une légère dureté dans le tissu de la peau. Le *cinquième*, la petite cicatrice provenant de la piqûre paraît se coller à la peau ; l'élévation, sensible la veille, prend une couleur rouge et occasionne quelques démangeaisons. Le *sixième*, la teinte s'éclaircit, l'élévation circulaire s'élargit. Le *septième*, tout le bouton augmente, prend un aspect argenté. Le *huitième*, le bourrelet s'élargit ; la matière fournit en plus d'abondance, soulève ses bords, qui deviennent tendus, gonflés et d'un bleu grisâtre. Le cercle rouge, qui jusqu'alors a environné le bouton, commence à devenir plus rose. Le *neuvième*, tout cet appareil paraît prendre un plus grand degré d'intensité ; le bourrelet est plus large, plus élevé et plus rempli de matière. Le *dixième* jour, on n'aperçoit pas un changement bien sensible dans le bouton ; seulement, le bourrelet circulaire s'étend, ainsi que l'auréole. Si les boutons sont rapprochés , toutes les auréoles se confondent, pour ne former qu'une seule et même croûte. Le *douzième* jour, la dessiccation commence : le liquide du bouton se trouble et prend une teinte opaline ; l'auréole s'efface. Le *treizième*, la dessiccation fait des progrès, marchant du centre à la circonférence. Le *quatorzième*, la croûte prend la dureté de la corne et une couleur paille trouble. Du *quatorzième* au *vingt-troisième* et suivants, cette croûte, solide, dure et douce au toucher, prend une couleur plus foncée, conservant toujours à son centre la dépression que l'on a remarquée lors de la formation du bouton. Enfin, elle tombe du *vingt-quatrième* au *vingt-septième* jour, et laisse après elle une cicatrice ronde, profonde, gaufrée, qui s'efface un peu par le temps, mais ne disparaît jamais. Ce qui distingue surtout la bonne vaccine de la mauvaise, c'est que cette dernière, plus précoce, se montre dès le premier ou le second jour, et marche si rapidement, qu'elle acquiert tout son développement alors que la véritable ne fait que paraître. Son bouton s'élève rapidement en pointe, se crève et laisse échapper une matière jaunâtre qui, en se séchant, ne ressemble pas mal à de la gomme.

On a beaucoup agité dans ces derniers temps la question de savoir si la vaccine avait une vertu préservative illimitée, ou bien si elle s'épuisait à la longue. Tout ce qu'il y a de sûr, c'est que la revaccination réussit d'autant mieux que l'invidu sur lequel on la pratique est plus éloigné du moment où il a été vacciné ou a eu la variole. Les attaques de petite vérole après vaccination, s'étant montrées plus souvent après dix ans, on en a conclu que tout autorise à pratiquer une seconde fois cette opération à cette époque. L'opération est si simple par elle-même, qu'on aurait tort de ne pas se procurer la chance qu'elle offre de préserver une seconde fois.

ARTICLE IV.

LA ROUGEOLE.

Il est des parents qui se mettent en révolution quand leur enfant fait une grimace ou quand, par malheur, il avale de travers ; mais il en est aussi qui ne font pas assez d'attention aux premiers symptômes d'une maladie.

— L'enfant revient de la classe en se plaignant d'un mal de tête.

— Mal de paresse , disent les parents : c'est que tu ne veux pas faire tes devoirs.

— Il tousse, il retousse.

— Veux-tu ne pas tousser comme cela ! tu t'abîmes

la poitrine tout simplement pour avoir de la tisane ou du jujube.

Il éternue à satiété.

— Si tu te mouchais, méchant enfant, lui dit-on, tu n'éternuerais pas si fort.

Le pauvre petit dit qu'il n'a pas faim, et on veut le forcer à manger, parce qu'on ne veut pas qu'il soit malade. Qu'arrive-t-il trop souvent ? Une malheureuse indigestion, et puis des courbatures, et puis un gros mal de gorge. Alors on met autour du cou de l'enfant un morceau de laine qui lui fait monter le sang à la tête ; quand arrive la fièvre on commence seulement à ouvrir les yeux. Du troisième au quatrième jour, si la maladie n'a pas été trop entravée par les imprudences, on voit poindre sur la figure de l'enfant des boutons de rougeole ou de scarlatine, et le père et la mère de s'écrier : — Pauvre petit ! c'est vrai tout de même qu'il était malade.

La rougeole, la scarlatine ont des symptômes précurseurs auxquels on peut les reconnaître et les annoncer à coup sûr. Ce sont précisément ceux que l'on vient de mettre en scène : mal de tête, mal d gorge, rhume de cerveau, yeux rouges et larmoyants.

En pareille circonstance, gardez-vous de croire aux commères qui conseilleraient des sangsues. La maladie, poursuivant sa marche pour faire expansion à la peau, pour sortir, — c'est l'expression consacrée, — a besoin d'une force vitale considérable. Si vous tirez inconsidérément du sang au malade, vous pourrez lui ôter de cette force si nécessaire, et aboutir à d'irréparables accidents.

Si l'appétit a disparu et si la langue est sale, un petit vomitif, 60 grammes de sirop d'ipécacuana, par exemple, ne pourront faire que du bien. Le vomitif porte à la peau, c'est-à-dire qu'il secoue le malade du centre à la surface, et il détermine, dans ce cas, une crise bienfaisante de transpiration.

Mais ce qu'il n'est point permis d'ignorer, c'est que la diète la plus sévère est indispensable. Les fièvres éruptives se montrent surtout chez les enfants ; or, chez les enfants la nature est si vivace, que le séjour au lit, une infusion légère de violette et la diète rigoureuse suffisent pour guérir ces maladies, qui durent de sept à neuf jours.

La convalescence de la rougeole et de la scarlatine exige des soins tout particuliers.

ARTICLE V.

LES CONVULSIONS DES ENFANTS, — MOYENS DE LES PRÉVENIR.

On peut presque toujours prévenir les convulsions des enfants. Quand un enfant est souffrant, rouge, grognon, porté à dormir aux heures où habituellement il ne dort pas ; quand le regard semble fixe et se meut péniblement à droite et à gauche ; quand il a des vomissements, on peut être certain que des convulsions vont arriver.

Il ne faut pas perdre la tête, ni se mettre à pleurer, sans rien faire, comme cela se voit dans certaines mères. Il faut empêcher le mal de faire des progrès. Pour cela :

Prenez un verre de vinaigre ; faites-le bouillir. Quand il est bouillant, mêlez-y du son ou de la mie de pain, pour en faire comme un cataplasme. Etendez cette bouillie sur deux linges, et quand cela ne vous brûle plus au toucher, enveloppez-en les pieds de l'enfant, et recouvrez le tout d'un morceau de laine, pour empêcher de refroidir.

Si l'enfant est au lit, mettez à ses pieds une brique bien chauffée ou un fer chaud.

Laissez ces cataplasmes une heure ou deux, jus-

qu'à ce que l'enfant en témoigne de la douleur.
Alors retirez-les ; essuyez bien les pieds et tenez-les
très-chaudement.

Si, au bout de quelques heures, les mêmes symptômes de convulsions continuent ou reparaissent,
recommencez le même remède, avec du vinaigre
nouveau.

Ne donnez aucune nourriture à l'enfant pendant
qu'il est souffrant, mais seulement à boire tant
qu'il voudra. Si vous n'avez pas de vinaigre, prenez
de la cendre chaude (mais qui ne brûle pas) ; met-
tez-la, sèche, sur deux linges, et enveloppez-en
séparément chaque pied de l'enfant. Laissez cela
deux ou trois heures, et même plus, si l'enfant
ne paraît pas en souffrir.

Le but de ces remèdes est de dégager la tête et
d'attirer le sang aux jambes.

ARTICLE VI.

DES CORS AUX PIEDS.

Les *cors* sont de petites excroissances dures qui
se développent sur le pied, et qui proviennent ordinairement de la compression causée par une chaus-
sure trop étroite.

Le moyen de les prévenir est donc de ne pas se

servir, autant que faire se peut, de chaussures trop étroites et trop courtes. Nous pourrions ajouter : et de se tenir toujours les pieds propres, car la saleté est une cause ordinaire des maladies des pieds, de la mauvaise odeur, etc. Quant à guérir tout à fait les cors une fois venus, c'est chose plus difficile. L'extirpation au moyen des instruments tranchants et aigus est le seul remède bien efficace ; mais il faut y aller avec bien des précautions. Une coupure à un doigt du pied, là où l'os est si proche de la peau, peut avoir les suites les plus graves. On a vu des abcès de la cuisse, de l'aine et la mort même en être la suite.

Il faut donc, en coupant ses cors, avoir un soin extrême de ne point se faire saigner.

On les fait disparaître avec des émollients, c'est-à-dire en amollissant leur dureté ; cela suffit pour enlever la douleur, mais après quelque temps elle revient avec le cor, dont la racine n'a pas été enlevée.

Il y a des pédicures qui enlèvent habilement les cors, mais il y en a d'autres qui n'enlèvent que l'argent et laissent le cor. Il faut avouer que l'un vaut mieux que l'autre..... pour le pédicure.

ARTICLE VII.

MAUX D'YEUX.

Ne plaisantez point avec les yeux. Nul organe n'est lus susceptible, plus délicat ; en général, évitez les remèdes directs lorsque les maux d'yeux sont chroniques, car la cause du mal est plus profonde ; elle est dans la masse du sang, dans la constitution qui est trop lymphatique, trop molle, trop débile.

On ne peut donner à ce sujet des règles générales ; mais on peut dire que, d'ordinaire, les maux d'yeux des personnes qui ont les cheveux blonds et les yeux bleus ou gris, viennent de la cause que nous signalons. Ce sont des tempéraments lymphatiques qu'il faut remonter ; le mal des yeux n'est là qu'un effet, on perdrait son temps à vouloir le guérir par des remèdes appliqués directement. Ce qui chassera le mal peu à peu, c'est d'abord une nourriture substantielle et abondante ; s'il est possible de s'en procurer, de la viande rôtie ou grillée, de la viande noire, du bœuf, par exemple, ou du mouton ; du vin aux repas, pas de jeûne ni de maigre les vendredis et les samedis, pendant un temps notable, quelquefois un an, deux ans de suite (ceci, bien entendu, avec la permission du curé ou du confesseur). Puis éviter

la trop grande application des yeux, surtout la lecture
au grand jour, et plus encore le soir à la lumière ;
se coucher tôt et se lever de même ; faire beaucoup
d'exercice au grand air ; — le matin et le soir, pendant longtemps, se baigner le front, les tempes, les
yeux fermés, avec de l'eau de puits froide, où l'on
peut même verser quelques gouttes de bonne eau-
de-vie.

Sur dix maux d'yeux, il y en a huit qui viennent
de cette faiblesse de tempérament dont nous parlons : les soins ci-dessus indiqués les guériront infail-
liblement, à la longue ; mais il faut de la patience.
Rien n'est plus difficile à faire disparaître que ce
genre d'affection.

Si rien n'indique de la faiblesse de tempérament
chez le malade, s'il est, par exemple, brun, vif,
sanguin, le traitement ci-dessus n'est plus appli-
cable, et il n'y a qu'à consulter quelque bon médecin, qui donnera des remèdes locaux. Mais gare les
charlatans ! On perd ses yeux à peu de frais entre
leurs mains ! Méfiez-vous de leurs eaux, de leurs
pommades ; elles ont aveuglé bien des gens !

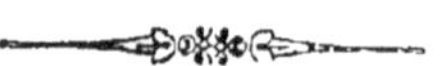

DU TRAITEMENT DES MAUX

qui peuvent se passer des secours du médecin.

ARTICLE PREMIER.

DES PLAIES.

On entend par *plaie*, une division des parties molles, faite par une cause externe, comme un instrument tranchant, piquant ou contondant. Les plaies, à raison des circonstances qui les accompagnent, se divisent en simples et en compliquées.

On appelle *plaies simples*, celles qui n'offrent qu'une simple solution de continuité, sans danger ni accident; et on leur donne le nom de *plaies compliquées*, lorsque le corps qui a blessé, a intéressé en même temps quelque organe essentiel situé profondément, comme un os, un gros vaisseau ou un des viscères contenus dans les cavités du tronc; lorsque ce corps ou quelques-unes de ses parties seulement sont restées engagées dans les plaies; enfin, lorsqu'elles sont accompagnées de vices internes, ou d'accidents plus ou moins graves. D'après le caractère de ces plaies, on voit qu'il n'entre pas dans le plan de cet ouvrage d'en parler, et qu'elles appartiennent entièrement aux gens de l'art; aussi, ne nous occuperons-nous que des plaies simples, que chacun peut traiter soi-même, et qui n'ont pas besoin, à raison de leur étendue ou de leur position, d'un bandage qui exigerait des connaissances que les gens du monde n'ont pas.

Les plaies faites par des instruments tranchants, s'appellent *coupures;* celles qui sont faites par des corps pointus, se nomment *piqûres;* et celles qui proviennent de corps contondants, *plaies contuses.* Nous parlerons successivement de ces trois espèces de plaies :

1° *Des Coupures.*

Dans quelque partie que soit située une coupure, elle peut présenter deux lèvres, comme lorsqu'elle est le résultat d'une incision perpendiculaire, ou offrir un lambeau ne tenant que très-peu aux parties voisines, comme cela arrive dans les incisions très-obliques ou horizontales; enfin, le lambeau peut avoir été entièrement séparé de la partie blessée, et il en résulte une plaie avec perte de substance.

Dans le premier cas, la réunion des deux lèvres de la plaie est la seule indication qui se présente ; il suffit de les maintenir en contact, la nature fait le reste. Il s'établit un suintement sanguin ou purulent, à l'aide duquel les parties s'agglutinent et se cicatrisent. Lorsqu'on a une coupure à traiter, la première chose à faire est de laver la plaie avec de l'eau simple, dans laquelle on a ajouté quelques gouttes d'eau-de-vie Puis, on rapproche les bords de la plaie, et l'on place par-dessus une petite ompresse trempée dans la même eau dont on s'est servi pour la laver ; on la maintient ensuite par plusieurs tours de bandes. Si la plaie est plus considérable, et sa position telle que ses bords restent toujours écartés l'un de l'autre, il faut les rapprocher et les tenir réunis par le moyen de deux ou trois petites bandelettes d'emplâtre agglutinatif, ou de taffetas gommé, placés en travers de la plaie.

Dans le second cas, c'est-à-dire, lorsque la plaie est avec lambeau, on commence par la laver, puis on fait la réunion du lambeau, de manière qu'il occupe la place qu'il avait auparavant ; ensuite l'on panse, comme dans le cas précédent.

Pour peu que le lambeau tienne encore à la peau, il ne faut pas l'enlever ; l'expérience prouve que les parties divisées reprennent facilement, quoiqu'elles ne communiquent quelquefois que médiocrement avec les parties vivantes.

Dans le troisième cas, lorsqu'une plaie est avec perte de substance, le traitement est encore très-simple. Il consiste à entretenir la plaie toujours humide, et à la garantir du contact de l'air. Pour cela, on met sur la plaie de la charpie molle et sèche, destinée à resserrer l'extrémité des petits vaisseaux; on place par-dessus une compresse, et l'on maintient le tout par plusieurs tours de bandes. On ne doit défaire l'appareil qu'au bout de deux ou trois jours après que la suppuration s'est établie; alors on enlève la charpie avec de l'eau tiède, et l'on panse la plaie avec du cérat, que l'on fait en fondant une partie de cire blanche dans huit de bonne huile d'olive. Il faut avoir soin de se servir d'huile fraîche, car l'huile rance est plus nuisible qu'utile. Au bout de quelques jours de suppuration, la nature développe à la surface de la plaie des boutons charnus, la suppuration diminue avec l'étendue de la plaie, et la cicatrisation a lieu promptement, lorsque le sujet est sain, et que la plaie a été tenue très-propre et pansée tous les jours.

Voilà le traitement qu'il convient de faire dans les trois cas dont nous avons parlé : mais il est un

accident inséparable des plaies, c'est l'inflammation. Lorsqu'elle est modérée, elle est utile et favorise la cicatrisation ; mais lorsqu'elle est trop
forte, elle augmente la maladie, donne la fièvre,
et retarde la guérison. On reconnaît qu'une plaie est
accompagnée de trop d'inflammation, au goufle-
ment, à la rougeur de la partie, à la chaleur, à la
douleur et aux battements qui s'y font sentir. On
diminuera l'inflammation, en plaçant par-dessus la
plaie un large cataplasme de farine de graine de lin,
ou fait avec de la mie de pain et une décoction de
racines de guimauve, ou avec de la mie de pain et
du lait ; on changera souvent ces cataplasmes, et on
les continuera jusqu'à ce que l'inflammation soit
tombée. En même temps que l'on fait usage de ces
moyens, il faut s'observer sur le régime, autrement
c'est comme si l'on ne faisait rien. Il est nécessaire de peu manger, de s'abstenir de vin, et à
plus forte raison de liqueurs spiritueuses, et d'user
de boissons rafraîchissantes, comme de la limonade, de l'orgeat, ou simplement de l'oxycrat, c'est-
à-dire de l'eau acidulée avec du vinaigre.

Il arrive quelquefois chez des personnes faibles ou
malades, dont la peau est flasque, décolorée, que
les plaies se cicatrisent difficilement. Dans ce cas-
là, la nature manque de forces, il convient de les

exciter, en donnant une nourriture fortifiante, du bon vin. On lavera les plaies avec du vin chaud ou de l'eau vulnéraire étendue d'un peu d'eau, et on les recouvrira de compresses trempées dans les mêmes liquides.

Ce traitement est très-simple, et il est tel qu'il doit être, puisque la nature guérit seule et que nous ne pouvons que lui nuire, en employant des moyens compliqués. Garantir les plaies du contact de l'air, et s'opposer à leur desséchement, voilà tout ce que nous pouvons et ce que nous devons faire dans le cas d'une plaie simple. Tous les onguents, les emplâtres et autres remèdes si vantés ne signifient rien, et ce que l'on devrait le plus désirer en eux, ce serait qu'ils ne fussent qu'inutiles.

2° *Des Piqûres.*

Les plaies faites avec des instruments piquants sont plus douloureuses et plus dangereuses que celles qui sont faites par des instruments tranchants. Tout le monde sait qu'une piqûre d'épingle fait quelquefois plus de mal que n'en fait une coupure beaucoup plus grande. Cela vient de ce que les corps piquants ne peuvent pénétrer qu'en déchirant et en froissant les parties qu'ils traversent. Les piqûres sont en général d'autant plus graves, qu'elles ont été faites par des corps plus gros, que ceux-ci ont pénétré plus avant, que leur surface est moins polie et leur pointe plus aiguë.

Les parties les plus exposées aux piqûres sont les mains, les pieds et les jambes. Elles peuvent être piquées par une épine, une écharde ou tout autre corps pointu. Les suites en sont ordinairement de peu de conséquence, lorsque le corps qui les a faites n'est pas resté dans la plaie. Pour prévenir les petits accidents qui pourraient en résulter, il suffit de presser un peu la plaie pour la faire saigner, et de tremper la partie blessée dans de l'eau tiède.

Lorsque le corps est resté dans la plaie, il faut s'occuper aussitôt de l'extraire, autrement l'on s'expose à une inflammation plus ou moins forte, et à ses conséquences. Mais quelquefois il s'est cassé dans la plaie, ou il y est tellement enfoncé, qu'on ne peut l'apercevoir ni le saisir. Il faut alors chercher à dilater l'entrée de la plaie, ou faire une petite incision pour arriver jusqu'à lui, et l'extraire plus commodément. Cependant, s'il était situé profondément, et qu'une incision superficielle ne fût pas suffisante pour remplir l'intention qu'on se propose, il faudrait avoir recours à un chirurgien. Le corps extrait, l'on fera saigner la plaie, et l'on trempera la partie malade dans de l'eau tiède, comme nous avons dit plus haut.

Si le corps n'a pas été extrait, il devient une cause d'irritation, et donne lieu aux mêmes symptômes inflammatoires que ceux du panaris, du clou, etc. La partie devient rouge, douloureuse; elle se tuméfie, on y sent des battements, et, selon que l'inflammation est plus ou moins forte, la fièvre et d'autres accidents surviennent. Une fois que la nature a commencé le travail de la suppuration, on doit la favoriser, en tenant toujours la partie malade humide et chaude. Ce ne serait plus le temps de chercher à retirer le corps engagé, ni de faire des incisions. Il faut baigner souvent la partie blessée, dans de l'eau tiède, et la recouvrir après d'un cataplasme fait avec de la farine de graine de lin et une décoction de racine de guimauve ou de graine de lin, ou bien d'un cataplasme de mie de pain et de lait. Pour qu'ils conservent plus longtemps leur humidité et les rendre plus adoucissants, on y ajoutera, lorsqu'ils seront faits, un peu de saindoux ou d'huile fraîche.

Si la piqûre est peu considérable, l'application d'une petite mouche d'onguent de la mère est suffisante. L'on prône beaucoup, pour les piqûres, la graisse de lièvre, de chat, etc., et l'on prétend qu'elles ont la propriété d'attirer les corps que l'on n'a pu extraire ; cela est absurde. Ces graisses n'ont d'autre propriété que celle de la graisse de cochon ; elles sont toutes adoucissantes, et conviennent assez bien pour faire mûrir les abcès. Une fois que la suppuration est terminée, le pus entraîne avec lui le corps qui a produit l'accident ; et la plaie se cicatrise d'elle-même. Quant au régime à observer durant la suppuration, il est celui que nous avons conseillé dans l'inflammation des plaies simples.

3° *Des Plaies contuses.*

Les *plaies contuses* sont faites par des corps qui ne sont ni tranchants ni piquants, mais qui déchirent les parties en raison de la force avec laquelle ils sont lancés, ou de la vitesse avec laquelle nous allons au-devant d'eux : tels sont les coups de pierre, les coups de bâton, les chutes sur des corps durs, et généralement toutes les plaies faites par des machines en mouvement. Ces plaies sont toujours plus dangereuses et plus longues à guérir que les autres, parce que les parties blessées ont été en même temps froissées, meurtries, et quelquefois entièrement désorganisées.

Les plaies contuses veulent être pansées comme les plaies simples avec perte de substance. L'on met d'abord dessus des plumasseaux de charpie molle et sèche, et on ne lève l'appareil qu'au bout de deux ou trois jours (1). La suppuration, dans ces plaies, est toujours abondante, puisqu'elle doit entraîner toutes les chairs meurtries, avant qu'elles puissent se guérir. Elles passent alors à l'état des autres plaies dont nous avons parlé, et se cicatrisent de même.

ARTICLE II.

DES CONTUSIONS.

La *contusion* reconnaît les mêmes causes que les plaies contuses. Suivant qu'elle est plus ou moins forte, elle se présente avec des symptômes différents.

Lorsqu'une partie est faiblement contuse, elle devient noire sur-le-champ, et il en résulte ce qu'on appelle une *ecchymose*. Cette couleur noire diminue chaque jour d'intensité, elle passe au jaune, et finit, après des nuances différentes, par être rem-

(1) Lorsque nous disons qu'on doit panser la plaie avec de la charpie sèche, et ne l'enlever qu'au bout de deux ou trois jours, nous supposons une plaie un peu étendue; car une petite écorchure n'exige pas un traitement semblable : il suffit de la couvrir d'un nge enduit de cérat, et souvent même c'est inutile.

placée par la couleur naturelle de la partie blessée.
Le résultat de toutes les contusions est d'affaiblir les
parties qui en sont le siége, et de diminuer le ton
des petits vaisseaux : ce qui fait que le sang séjourne
dans leur intérieur, s'extravase dans le tissu cellulaire, et donne lieu aux ecchymoses dont nous
venons de parler.

Si le corps qui produit la contusion agit avec plus
de force, il en résulte quelquefois la rupture de
quelques petits vaisseaux ; le sang se ramasse alors
dans le tissu cellulaire, et donne lieu à de petits
dépôts sanguins : les parties sont en même temps
plus ou moins froissées et contuses. Souvent les
meurtrissures sont si fortes, que les parties frap-
pées en sont désorganisées, et qu'elles se séparent
entièrement par la gangrène des parties saines.

Les effets des contusions ne se bornent pas toujours aux parties extérieures : souvent ils se pro-
pagent jusqu'à l'intérieur, et les organes qui y sont
contenus en sont affectés plus ou moins gravement.
Un coup sur le ventre, par exemple, peut déterminer une inflammation des intestins, une déchirure
du foie ou de la rate. Un coup sur la poitrine peut
de même donner lieu à une lésion des organes contenus dans cette cavité. Des épanchements sanguins
se produisent également à la suite des coups, des

chutes et des fortes commotions imprimées au corps.

Si la contusion est peu considérable, il faut rétablir le ton des petits vaisseaux, afin de ranimer la circulation qui s'y fait difficilement, et de les mettre à même de repomper le sang qui séjourne dans le tissu cellulaire. Il suffit, pour cela, de laver la partie meurtrie, avec de l'eau salée, et de la recouvrir d'une compresse trempée dans le même liquide. On peut aussi se servir de fort vinaigre étendu dans deux parties d'eau. On trempe dedans les linges dont on recouvre la partie malade, et on a soin de les changer toutes les deux heures, pendant le premier jour. On applique aussi avec succès le persil, le cerfeuil, l'artichaut légèrement pilé dans un mortier.

Lorsque le sang extravasé ou stagnant dans les petits vaisseaux, commence à disparaître, et que la guérison est annoncée par le changement de couleur de la partie, il faut la panser avec des liqueurs aromatiques spiritueuses, afin de donner un peu de ton aux parties affaiblies. L'eau d'arquebusade, l'eau de mélisse composée, l'eau de Cologne étendues dans deux parties d'eau commune sont toutes propres à cet usage.

Dans le cas où, à la suite d'une forte contusion, il

s'est épanché du sang en petite quantité sous la
peau, il ne faut faire aucune incision pour lui donner issue, car on peut produire une plaie qui se
cicatrise difficilement. La nature fait disparaître,
avec le temps, ces petits dépôts. Mais lorsque la
quantité de sang épanché est assez considérable
pour rendre nécessaire une incision, on devra s'a-
dresser au chirurgien. Il en est de même lorsqu'une
forte désorganisation a fait tomber la partie meurtrie en gangrène.

Lorsque le corps, à la suite d'un coup ou d'une
chute, a éprouvé une secousse générale, il convient
d'user de certaines précautions pour éviter les affections qui pourraient survenir intérieurement.
Celles qui en sont les suites les plus fréquentes
sont l'inflammation, des dépôts purulents, et ensuite
des épanchements sanguins.

Avant qu'un organe devienne le siége d'un dépôt,
il faut qu'il y ait existé auparavant de l'inflammation. Si donc, dès le principe, on la dissipe, on empêche le dépôt de se former. Voilà pourquoi l'on
doit employer, après une secousse violente, les
moyens propres à prévenir l'irritation qui pourrait
en être la suite. Pour cela, *il* faut faire usage des
acides végétaux. L'on prendra sur-le-champ trois
ou quatre cuillerées de verjus avec moitié eau, et

l'on boira pendant quelques jours de la limonade.
Il faut s'observer en même temps sur le régime,
éviter les liqueurs spiritueuses, les mets échauffants, et prendre des bains. Lorsque la commotion
a été très-forte, la saignée devient nécessaire; il
faut alors consulter un homme de l'art. Souvent il
arrive qu'après une chute, ou un coup reçu, une
personne reste sans connaissance; on doit, dans
cette circonstance, éviter de l'agiter avec force pour
la faire revenir : on lui jettera de l'eau froide au
visage, et l'on se comportera en tout comme nous
avons conseillé de le faire dans le cas d'évanouis-
sement par faiblesse. Aussitôt qu'elle pourra avaler,
on lui fera prendre, pour ranimer ses forces, une
cuillerée d'eau d'arquebusade ou d'eau des Carmes,
dans un verre d'eau.

Lorsqu'à la suite d'un coup violent ou d'une chute, il se forme intérieurement un épanchement sanguin, les accidents qu'il détermine peuvent être des
plus graves suivant le lieu qu'il occupe. Il faut donc
toujours, dans ces circonstances, recourir au médecin.

ARTICLE III.

DES ENTORSES.

Les *entorses* consistent dans un tiraillement, une extension forcée des parties qui entourent une articulation ; les parties ligamenteuses sont celles qui en souffrent le plus, à raison de leur proximité de l'articulation, et de leur peu d'extensibilité. Les articulations qui sont le plus exposées aux entorses sont celles du pied, du genou et du bras. Elles ont toujours lieu, lorsqu'une puissance pousse le membre dans un sens, tandis qu'il est retenu dans un autre. Dans le moment de l'accident, on éprouve une vive douleur, la partie s'ecchymose, se tuméfie, les mouvements deviennent pénibles, difficiles, et finissent quelquefois par être impossibles. En général, selon que l'extension forcée a été plus ou moins forte, les symptômes sont différents et plus ou moins dangereux.

Lorsqu'une entorse est récente, il faut plonger le membre qui en est le siége, dans l'eau froide ou dans l'eau à la glace, si on peut s'en procurer, et l'y laisser au moins pendant trois ou quatre heures. De cette manière on diminue l'irritation et on prévient le gonflement et l'inflammation, suites immanquables d'une entorse, lorsqu'on ne fait rien pour s'y opposer. Dans le cas où l'on ne pourrait faire usage de ce moyen, on couvre la partie malade avec des compresses trempées dans l'eau végéto-minérale (1), et l'on a soin de les renouveler souvent.

L'immersion dans l'eau froide et continuée longtemps, est le meilleur moyen que l'on puisse opposer à une entorse légère ; mais il arrive souvent que certaines circonstances s'opposent à ce qu'on l'emploie. Les personnes sujettes aux coliques, aux rhumatismes, à la goutte, celles qui sont phthisiques, ou qui ont beaucoup de dispositions à le devenir, pourraient aussi en être incommodées. Dans ce cas, il convient d'employer l'eau végéto-minérale tiède, comme nous l'avons dit. Ce médicament est un excellent répercussif qui s'oppose au gonflement et diminue la douleur, par la propriété qu'il a d'émousser la sensibilité.

ARTICLE IV.

DE L'ÉRÉSIPÈLE.

L'*érésipèle* consiste dans une inflammation superficielle de la peau, qui est légèrement tuméfiée,

(1) Cette eau se fait en mettant 16 grammes d'extrait de Saturne, dans un litre d'eau, et on y ajoute 60 grammes d'eau-de-vie.

d'une couleur rouge, mêlée et peu vive, disparais-
sant facilement par la pression, et reparaissant dès
qu'on la cesse. Cette rougeur n'affecte aucune forme
régulière; elle s'étend inégalement et fait des progrès plus ou moins grands sur les parties voisines.
L'érésipèle est accompagné d'une douleur semblable
à celle de la brûlure, et il survient, à sa surface,
des vésicules de différentes grandeurs, qui se dessè-
chent, et se terminent par la chute de l'épiderme.

Cette maladie est ordinairement produite par une
cause interne; mais elle peut aussi être le résultat
de substances âcres, irritantes, appliquées à la surface de la peau; elle est toujours précédée d'une
fièvre plus ou moins forte, et l'inflammation de la
peau paraît ordinairement le premier, le second
ou le troisième jour de son invasion. L'érésipèle
survient indifféremment dans toutes les parties du
corps, mais la tête paraît en être le plus souvent
affectée. Quelquefois l'inflammation est si grande,
et fait de tels progrès, qu'elle occupe la figure, le
cou et toute la tête. Dans ce cas, le gonflement des
paupières est si considérable, que les malades ne
peuvent ouvrir les yeux.

Lorsque cette maladie est simple, elle veut être
traitée comme une affection inflammatoire. Du petit
lait, de l'orgeat ou de la limonade sont les boissons

dont il convient de faire usage. Il faut observer en même temps le régime rafraîchissant, et éviter tout ce qui peut échauffer.

Quant au traitement externe, on a conseillé d'appliquer différents remèdes sur la partie affectée, mais l'expérience ne prouve pas en leur faveur. On accuse les narcotiques, les rafraîchissants, les astringents, de disposer à la gangrène ; les spiritueux paraissent augmenter l'inflammation ; tous les huileux et les fomentations aqueuses semblent mettre la maladie dans le cas de s'étendre, et peuvent quelquefois exciter la suppuration. L'application la plus sûre, et que l'on doit préférer, consiste à saupoudrer fréquemment la partie enflammée, avec de la farine desséchée ; comme il se fait une exsudation à la surface de la partie malade, rien n'est plus propre à absorber l'humidité et à dessécher, que l'emploi de ce moyen. Les farines les plus grossières sont préférables, parce qu'elles sont moins susceptibles de se réunir et de former une croûte. Ainsi la farine d'avoine est celle qui remplit le mieux l'intention qu'on se propose. Dans ce que nous venons de dire sur l'érésipèle, nous n'avons eu intention de parler que de celui qui, n'ayant aucun mauvais caractère, n'a besoin que de petits soins pour guérir ; mais quelquefois cette maladie est précédee et accompagnée d'une fièvre de mauvaise nature, qui donne lieu à des symptômes plus ou moins graves, et qui indiquent assez la nécessité de recourir aux personnes de l'art.

ARTICLE V.

DE LA BRULURE.

On distingue trois degrés dans une brûlure. Dans le premier, la partie brûlée est rouge, légèrement tuméfiée, on y éprouve de la chaleur et une douleur plus ou moins vive ; ce degré a beaucoup d'analogie avec l'érésipèle. Dans le second, il y a détachement de l'épiderme ; il s'élève sur la partie des vessies plus ou moins grosses, et pleines d'une eau roussâtre. Dans le troisième, les parties sont désorganisées, et il y a plaie. Si la désorganisation a été portée trop loin, il n'est pas rare de voir survenir la gangrène.

Le traitement des brûlures varie selon qu'elles appartiennent au premier, au second ou au troisième degré. Pour le premier degré, il suffit de tremper de suite la partie brûlée, dans l'eau la plus froide que l'on pourra trouver, et de l'y laisser le plus longtemps possible. On doit avoir soin de renouveler cette eau dès qu'elle est échauffée, ce que l'on connaît à la douleur qui se réveille et se fait sentir de nouveau. Si la partie qui a été brûlée ne pouvait être baignée, à cause de sa position, il faudrait la couvrir de compresses trempées dans l'eau la plus froide possible, ou, ce qui vaut encore mieux, dans l'eau végéto-minérale, et les renouveler souvent. Par ce moyen, l'on évite l'inflammation, la douleur, et l'on termine, en dix à douze heures, une maladie qui eût duré, sans cela, plusieurs jours.

S'il s'est élevé des vessies sur la peau, après une brûlure, il faut les percer avec une épingle, afin de faire écouler la sérosité qu'elles contiennent, et éviter soigneusement de mettre à découvert la partie qui est dessous. Si la brûlure est récente, on peut la tremper, comme dans le premier cas, dans l'eau fraîche, et ensuite la recouvrir d'un linge fin, enduit de cérat.

Lorsque les parties ont été désorganisées par le feu, il faut s'attendre à la suppuration. Les parties brûlées se détachent au bout d'un certain temps, et une fois que l'escarre est tombée, la plaie commence à se cicatriser à sa circonférence, et diminue insensiblement d'étendue jusqu'à ce qu'elle soit entièrement fermée. Dans ce cas, il n'y a autre chose à faire que de panser la plaie avec de la charpie molle, recouverte de cérat bien frais. Mais si la brûlure est considérable, que l'on ait lieu de craindre les progrès et les suites de l'inflammation, il faut recouvrir le tout d'un cataplasme émollient, et observer le régime rafraîchissant dont nous avons parlé plusieurs fois. Lorsque le siége du mal est à la jambe ou au pied, il faut placer ces parties dans une position horizontale, et garder un repos absolu jusqu'à ce que les premiers symptômes d'irritation soient dissipés. En général, dans tous les maux de jambes, la marche prolonge leur durée, et est ce qu'il y a de plus contraire à leur guérison.

Recette simple et facile pour guérir les brûlures.

Quelque étendue et quelque profonde que soit la brûlure, le meilleur moyen de la guérir est d'envelopper sur-le-champ les parties brûlées de ouate de coton, qu'on n'enlève que dix à douze jours après. Presque toujours alors, excepté dans les brûlures qui intéressent une grande épaisseur de tissu, on trouve la cicatrice complète.

ARTICLE VI.

DES ENGELURES.

On appelle *engelure* un gonflement accompagné de rougeur, de démangeaison et de douleurs, survenant en hiver, aux doigts des pieds ou des mains, aux talons, aux oreilles, au nez et aux lèvres. Ces parties sont plus exposées aux engelures, parce qu'elles résistent moins à l'action du froid, à raison de leur éloignement du foyer de la chaleur, et de la lenteur avec laquelle la circulation se fait aux extrémités.

On distingue dans les engelures trois degrés. Dans le premier, la partie qui en est le siége est légèrement enflée, la chaleur est un peu plus grande que dans l'état naturel, et on y sent de la douleur et de la démangeaison. Dans le second, tous les symptômes du premier degré sont augmentés : le gonflement et la douleur sont plus considérables, et il y a privation de l'usage des doigts. Dans le troisième, l'inflammation est encore plus forte, et il s'élève sur la partie affectée une excoriation qui s'étend et devient quelquefois un ulcère très-profond et de mauvaise nature. Enfin, ce troisième degré des engelures peut se terminer par la gangrène.

Le traitement des engelures comprend les moyens de les prévenir et de les guérir. Il varie selon le degré que l'on se propose de combattre. Les engelures du premier degré sont peu de chose, et se guérissent d'elles-mêmes. Il suffit d'éviter avec soin de faire passer brusquement du froid au chaud, et réciproquement, les parties qui en sont atteintes.

Les engelures du second degré veulent être traitées, dit M. Tissot, comme la congellation dont elles sont le premier degré, avec de la neige et de l'eau à la glace. Ce remède est en effet un des meilleurs, lorsque rien ne s'oppose à son emploi. Il faut, pour cela, se frotter, plusieurs fois par jour, les mains ou les pieds, selon que les unes ou les autres de ces parties sont affectées, avec de la neige. Les parties frottées rougissent, s'échauffent fortement pour l'instant, mais un état de bien-être ne tarde pas à succéder.

Si l'on préfère se servir d'eau, il faut qu'elle soit froide, ou prête à se geler. On doit y plonger les mains plusieurs fois par jour, et les y laisser pendant quelques minutes. On éprouve, dans le premier moment d'immersion, une douleur qui diminue peu à peu pour faire place à l'engourdissement. On sort de l'eau les doigts engourdis, mais ils ne tardent pas à recouvrer leur chaleur naturelle.

Pour faire cesser promptement la douleur et l'engourdissement des mains, soit qu'on les sorte de l'eau, ou qu'on vienne de les frotter avec de la neige, il faut les essuyer aussitôt et mettre des gants en peau. Au bout de trois à quatre jours d'un traitement semblable, les mains se désenflent, la peau se ride, et l'on est guéri.

Cependant, comme l'observe Tissot, un petit nombre de personnes qui ont sans doute la peau excessivement délicate et sensible, ne se trouvent pas bien de ce remède; il paraît trop actif, agit sur la peau presque comme un vésicatoire, et en déterminant une plus grande quantité d'humeurs, il augmente le mal au lieu de le diminuer. Les personnes qui se trouvent dans ce cas, peuvent se borner à porter des gants de peau de chien, jour et nuit. Si c'était aux pieds que fussent les engelures, il faudrait porter des chaussons de la même espèce, ou de taffetas gommé. On avancera la guérison, en ayant soin, en même temps, de plonger, plusieurs fois par jour, les mains ou les pieds dans un bain tiède, auquel on ajoute une liqueur résolutive. Celle qui présente le plus d'avantages pour cela, est l'extrait de Saturne (acétate de plomb). On en ajoute à l'eau plus ou moins de gouttes, jusqu'à ce qu'en l'agitant avec la main, elle prenne une teinte blanche, semblable à celle du lait qu'on aurait coupé de moitié d'eau. A défaut d'extrait de Saturne, on peut se servir de bon vinaigre étendu d'eau.

Tissot dit qu'on a beaucoup vanté, pour les engelures, la décoction de pelure de raves, à laquelle on ajoute un seizième de vinaigre. Cette décoction ne doit être employée que tiède.

Au lieu d'employer ces remèdes en décoction et en bain, on peut les réduire en vapeurs et y exposer la partie malade. Le vinaigre, réduit en vapeurs, est un excellent moyen résolutif, et qui convient parfaitement dans ce cas-là. M. Tissot dit avoir vu réussir souvent aussi la térébenthine employée de la même manière. Que l'on ait exposé ses mains ou ses pieds à des vapeurs, ou qu'on les ait plongés dans un bain, on sent qu'il faut avoir le plus grand soin de les essuyer, de les bien sécher, et de les garantir du contact de l'air.

Lorsqu'on a guéri les engelures avec des décoctions ou des vapeurs, il reste ordinairement, dans la partie qui en a été le siége, un peu de faiblesse et de sensibilité. Il faut alors, pour les faire disparaître, la laver tous les jours avec partie égale d'eau ordinaire et d'eau-de-vie camphrée, ou d'eau-de-vie simple, ou d'eau de Cologne.

Le troisième degré des engelures est celui où il y a ulcération. Il n'entre pas dans le plan de cet ouvrage d'en parler, puisque nous nous sommes proposé de ne nous occuper que des cas où l'on peut se passer du médecin. Les engelures ulcérées forment quelquefois des plaies profondes, et souvent dégénèrent en ulcères de mauvaise nature, pour avoir été mal traitées dans le principe. Or, l'état de sensibilité de la personne malade, sa constitution naturelle, le régime qu'elle tient, les autres maladies qu'elle peut avoir, etc., tout cela peut compliquer une engelure ulcérée, et demander des modifications dans le traitement, qui ne pourraient être saisies qu'imparfaitement par les gens du monde.

Les moyens de prévenir les engelures doivent, sans contredit, consister dans l'éloignement des causes que nous avons dit leur donner naissance. Ainsi donc, endurcir, accoutumer au froid les parties qui y sont le plus exposées, éviter de les faire passer subitement du froid au chaud, et du chaud humide au froid, renferme toute la conduite à tenir pour s'en préserver.

Il est des personnes qui sont plus exposées les unes que les autres aux engelures ; une sensibilité et une faiblesse plus grandes de la peau paraissent donner lieu à cette disposition, ce qui explique pourquoi les enfants y sont particulièrement sujets. Il convient donc, pour les en garantir, de les accoutumer de bonne heure au froid. Pour cela, on évitera de leur laver les mains et la figure à l'eau chaude. On se servira, au contraire, toujours de l'eau froide. On les habituera à se passer de gants, ou si on leur en donne, ils seront de peau simple. On évitera avec soin de leur faire porter des fourrures, qui entretenant la main dans une moiteur continuelle, l'exposent davantage aux effets du froid, quand ils quittent leurs gants. Lorsqu'un enfant vient de dehors et qu'il a froid , on s'opposera à ce qu'il s'approche trop près du feu, et surtout qu'il y présente ses mains et ses pieds, avant que ces parties soient réchauffées.

Ce que nous venons de dire pour les enfants, s'applique également aux grandes personnes.

ARTICLE VII.

DES CLOUS, OU FURONCLES.

Les *clous* sont de petites tumeurs inflammatoires ayant leur siége dans le tissu cellulaire situé sous la peau, survenant indifféremment dans toutes les parties du corps, et dépendant le plus souvent d'une cause interne. Ils paraissent quelquefois plusieurs en même temps, et ils peuvent acquérir un volume assez considérable pour gêner le mouvement des parties au-dessus desquelles ils sont situés, et donner lieu à la fièvre et à de vives souffrances.

Les clous ont pour caractère de s'élever en pointe au-dessus de la peau , et de se terminer toujours par la suppuration. Une fois la suppuration achevée, ils percent dans leur sommet et laissent écouler quelques gouttes de pus. L'on aperçoit alors, dans l'intérieur, un petit corps solide, détaché, que l'on appelle *germe, bourbillon*. En pressant la tumeur, on le fait sortir sous forme d'un petit cylindre allongé, et, dès ce moment, la douleur cesse, les symptômes inflammatoires disparaissent et les parties se cicatrisent.

Lorsqu'un clou est peu considérable, il suffit d'appliquer dessus une petite mouche d'onguent de la mère. Si, au contraire, à raison de son volume et de sa situation, il donne lieu à des symptômes inflammatoires plus grands, il faut alors baigner souvent, dans l'eau tiède, la partie qui en est le siége, et la recouvrir d'un cataplasme fait avec la farine de graine de lin, une décoction de racine de guimauve, et un peu de saindoux, comme nous l'avons conseillé au sujet de la *Piqûre*. L'oseille bouillie et broyée, appliquée chaude sur la tumeur, est encore un très-bon moyen pour en hâter la terminaison. Si les symptômes inflammatoires étaient considérables, s'il y avait de la fièvre, de l'insomnie, il faudrait alors se mettre à un régime rafraîchissant, prendre des lavements, boire abondamment d'une boisson acidulée quelconque, ou d'une tisane faite avec la racine de chiendent et le bois de réglisse, et s'observer en même temps sur le manger.

Les clous qui reviennent souvent et qui paraissent plusieurs à la fois, indiquent une disposition particulière du corps, qui demande un traitement interne. L'on doit, dans ce cas, s'adresser à un médecin.

ARTICLE VIII.

DES PANARIS.

Le *panaris* est une tumeur phlegmoneuse des doigts. Les causes qui le produisent sont, en général, les piqûres et les contusions; il peut aussi provenir d'une cause interne. Cette maladie est toujours très-douloureuse, et entraîne quelquefois, à sa suite, les accidents les plus graves. Elle s'annonce ordinairement par une douleur obscure, des élancements qui se font sentir de temps en temps au bout du doigt. Jusque là, la partie malade n'offre encore rien de remarquable; mais bientôt après, les douleurs augmentent, les pulsations deviennent plus fréquentes, il se développe une vive chaleur, la peau devient rouge, et l'extrémité du doigt se tuméfie. L'enflure ne se borne pas à la partie malade : elle gagne toute la main, et se propage souvent jusqu'au bras, et même jus-

que sous l'aisselle, où elle donne lieu au gonflement des glandes qui y sont situées; alors il survient une fièvre plus ou moins forte, et la maladie
est des plus graves.

L'on distingue plusieurs espèces de panaris, suivant le siége plus ou moins profond de la maladie; mais ces divisions n'intéressent que les chi-
rurgiens. L'on peut dire qu'en général, plus
le foyer du mal est rapproché de la peau, moins
la maladie est dangereuse, parce qu'alors la suppuration se fait plus promptement, et qu'il est
facile de donner issue au pus qui s'est formé. Le
panaris se termine, le plus ordinairement, par
suppuration; mais quelquefois, lorsque l'irritation
est portée trop loin, elle peut déterminer la gangrène, ou bien la carie de la phalange du doigt,
lorsque le foyer purulent est situé près de cet os.
Nous verrons ce qu'il convient de faire pour éviter
ces deux derniers modes de terminaison.

Le traitement des panaris consiste à diminuer
l'irritation générale, à modérer l'inflammation, à
favoriser la suppuration, en relâchant, en ra-
mollissant le tissu de la peau, et à donner issue au
pus, une fois qu'il est formé.

L'on diminue l'irritation générale par tous les
moyens dont nous avons déjà parlé, en faisant

abondamment usage d'une boisson acide , comme de la limonade, du sirop de vinaigre, ou bien de l'eau acidulée simplement avec du vinaigre, selon les circonstances où l'on se trouve , en prenant fréquemment des lavements, en mangeant peu et en évitant tous les aliments et les boissons qui peuvent échauffer. La saignée devient aussi quelquefois nécessaire.

Le traitement local consiste à baigner souvent le doigt dans l'eau un peu plus que tiède, à l'exposer à la vapeur de l'eau bouillante et à le recouvrir ensuite d'un cataplasme émollient, fait avec la mie de pain et le lait, ou avec la farine de graine de lin et l'eau de guimauve. Si l'inflammation et l'enflure ont gagné toute la main , il ne faut plus se contenter de couvrir le doigt malade , il faut faire un large cataplasme capable d'envelopper toute la main. Le levain, appliqué sur le doigt, est encore un moyen de hâter la suppuration. L'oseille cuite, appliquée chaude, produit le même effet.

Le panaris, en faisant usage des moyens dont nous venons de parler, perce quelquefois de lui-même ; mais aussi, l'on est souvent obligé de pratiquer une incision pour évacuer le pus. Lorsque la suppuration est terminée, il faut donner au plus tôt issue au pus. Si la peau est amincie, si l'on sent de la fluctuation à une très-petite distance de sa surface, l'on peut percer soi-même la tumeur avec une pointe de ciseaux ou de canif. Une fois que le pus est évacué, l'on tient la plaie ouverte, par le moyen d'un petit emplâtre d'onguent de la mère, jusqu'à ce qu'elle soit détergée et qu'il n'en sorte plus rien : après cela, on la panse simplement avec du linge fin.

Si le pus est situé profondément, il faut appeler un chirurgien pour faire l'ouverture de la tumeur. Il est nécessaire d'y avoir recours plus tôt que plus tard, car souvent le pus n'étant pas évacué assez promptement, il en résulte la carie et la chute de l'os de l'extrémité du doigt. Dans ce cas, il convient de faire l'incision plutôt trop profonde que pas assez. Les deux cas où l'on doit appeler le chirurgien sont donc, premièrement, celui où les symptômes inflammatoires étant très-violents, la maladie menacerait de se terminer par la gangrène ; et, en second lieu, lorsque, la suppuration étant terminée, l'on ne pourrait donner soi-même issue au pus. A plus forte raison l'on doit y avoir recours, si la maladie s'est terminée par la gangrène ou la carie.

ARTICLE IX.

DES HÉMORRAGIES.

L'*hémorragie* du nez, ou *epistaxis*, est le plus souvent occasionnée par un effort conservateur de la nature, qui tend à se débarrasser d'une surabondance de sang. Voilà pourquoi les personnes sanguines, et les jeunes gens, en général, y sont plus sujets que d'autres. Quelquefois aussi, des hémorragies ont lieu dans certaines fièvres inflammatoires, dont elles sont des crises salutaires. Il faut, alors, ne rien entreprendre pour les arrêter. Il en est de même lorsqu'elles surviennent chez des sujets jeunes et vigoureux. Dans ce cas, elles amènent une déplétion utile, et ne tardent pas à s'arrêter d'elles-mêmes.

Mais si elles se produisent chez des personnes de constitution débile ou affaiblies par d'anciennes maladies, si elles sont abondantes, et durent depuis longtemps, il faut les arrêter au plus tôt.

L'on reconnaît que la quantité de sang écoulé n'a pas été trop considérable, lorsque le pouls reste plein, régulier, que la chaleur du corps n'est pas diminuée, qu'elle est la même aux extrémités, et que les lèvres et les joues sont colorées en rouge ; mais si le pouls est petit, tremblottant ; si le visage est pâle, si les lèvres sont décolorées ; s'il survient des maux de cœur, des faiblesses, des mouvements convulsifs, on doit agir sans perdre de temps.

Il ne faut pas attendre toutefois que des symptômes aussi graves se soient manifestés. L'action des moyens auxquels on a recours n'étant pas immédiate, il vaut mieux s'y prendre un peu plus tôt que plus tard : d'ailleurs les circonstances et le bon sens indiquent les règles à suivre en pareil cas.

Parmi les moyens propres à arrêter une hémorragie, le premier est de diminuer la chaleur générale. On ralentit de cette manière le mouvement de la circulation, et l'on affaiblit l'effort hémorragique. Pour cela, on supprime une partie des vêtements ou des couvertures, si la personne est au lit ; on l'expose dans un endroit frais, on lui fait garder le repos, dans la position verticale, et on lui donne une boisson rafraîchissante, comme de l'orgeat, de la limonade, ou de l'eau acidulée avec du vinaigre. Si cela ne suffit pas, on lui met les mains dans l'eau fraîche, et on pose en même temps, sur les tempes et autour du front, des linges trempés dans un mélange d'eau et de vinaigre. Enfin, si tous ces moyens sont encore insuffisants, l'on aura recours à une

tente ou rouleau de charpie que l'on trempera dans
une dissolution de vitriol (1), ou dans un mélange
d'eau et de vinaigre ; on l'introduira horizontale-
ment dans le nez, et on l'y poussera aussi haut
que possible, à l'aide d'un petit morceau de bois
flexible (2). Tissot dit qu'un moyen sûr d'arrêter
l'hémorragie est de tremper la tente dans la liqueur minérale anodine de Hoffmann, ou bien
dans un mélange d'eau ordinaire, de vinaigre et
d'eau-de-vie.

Lorsqu'il est urgent d'arrêter une hémorragie,
il faut commencer par la charpie, et finir par les
autres moyens proposés. Le sang arrêté, on se gardera d'ôter la tente, ou d'enlever les caillots de sang
qui bouchent le nez. Pour cela, on attendra deux
ou trois jours, et on n'aura plus alors que quelques
tractions légères à exercer, les mucosités nasales
ayant lubrifié les parties sur lesquelles elle repose.

Certaines personnes sont sujettes à saigner du
nez, à certaines époques et au printemps en particulier. Cette habitude cesse ordinairement vers l'âge de

---

(1) On fait dissoudre 4 grammes de vitriol blanc dans un verre
d'eau.

(2) Pour extraire, après l'hémorragie, le rouleau de charpie introduit dans le nez, il faut, avant son introduction, l'attacher
dans son milieu avec une aiguillée de fil, qu'on laisse pendre au
dehors.

trente ans ; mais alors il n'est pas rare de la voir remplacée par des maux de tête, des étourdissements ou autres affections, pour lesquels on contracte souvent l'habitude de se saigner. Cette coutume est mauvaise, et entraîne quelquefois avec elle des suites plus fâcheuses que les maux que l'on veut éviter, lorsque l'on oublie ou que l'on cesse de la faire pratiquer.

Sans avoir recours à la saignée, l'on peut prévenir une hémorragie par le régime seul, en prenant, à l'époque de son retour, plus d'exercice, en restant moins au lit, en mangeant peu, en faisant usage de la diète végétale, et d'une boisson acidulée, comme de la limonade, du sirop de vinaigre, etc., et en évitant tous les aliments et les boissons capables d'échauffer et d'augmenter le ton des vaisseaux.

ARTICLE X.

DES RHUMES.

Le *rhume* est une maladie occasionnée par une suppression de transpiration. Quand celle-ci est diminuée ou arrêtée, la matière de cette évacuation, que la nature repoussait au dehors, se porte à l'intérieur, et, se fixant sur la membrane qui revêt le nez, la

gorge ou les poumons, elle donne lieu au *coriza*
ou rhume de cerveau, aux maux de gorge et aux
rhumes de poitrine. Comme ces membranes forment
un tout continu, il n'est pas rare de voir l'inflammation se porter d'un endroit à l'autre, et donner
successivement lieu à chacune de ces maladies ou
à plusieurs ensemble.

Selon que l'inflammation est plus ou moins forte,
un rhume est plus ou moins grave. En général, on
regarde cette maladie comme rien, et l'on a tort. Il
est vrai qu'un rhume est peu de chose lorsqu'on
fait à temps ce qu'il convient ; mais s'il est négligé
ou mal traité, il peut devenir une affection dangereuse, en dégénérant en une autre maladie. Il est
vrai encore que l'on ne meurt pas ordinairement
d'un rhume ; mais l'on meurt d'une fluxion de
poitrine ou de la phthisie pulmonaire, auxquelles
il donne souvent lieu, s'il est mal gouverné. Un
rhume n'est donc pas une chose que l'on doive traiter si légèrement, et, si l'on ne fait rien pour le
guérir, au moins la prudence interdit ce qui peut
l'aggraver.

Le retour fréquent des rhumes annonce toujours
un état de sensibilité et de faiblesse de l'organe
pulmonaire, dans un corps affecté des moindres
changements de l'atmosphère. Les personnes su-

jettes aux rhumes doivent avoir soin d'éviter les causes qui les produisent ou qui les augmentent.

Aussitôt qu'on s'aperçoit qu'on s'est enrhumé, il faut, pour empêcher le mal de se développer, rétablir tout de suite la transpiration, prenant pour cela plusieurs tasses de thé ou d'infusion de fleurs de sureau, et se tenant plus chaudement qu'à l'ordinaire. Il est avantageux de prendre ces boissons le soir en se couchant, parce que la chaleur du lit aide beaucoup leur action.

Quand un rhume est déclaré et que l'inflammation a lieu, il est imprudent d'employer des moyens échauffants pour le guérir. Il faut le traiter par les rafraîchissants, et par tout ce qui est propre à combattre l'inflammation.

Un rhume un peu considérable est presque toujours précédé de frissons, et accompagné de fièvre, de mal tête et d'un malaise général. On éprouve en même temps de la sécheresse et de l'irritation dans la gorge, dans la poitrine, et l'on tousse beaucoup sans rien expectorer. Ces symptômes constituent le premier état de la maladie. Après un certain temps, ils diminuent d'intensité, la poitrine s'humecte, les crachats viennent plus facilement, et ils finissent par prendre cette consistance et cette couleur connues de tout le monde, lesquelles annoncent la maturité des rhumes. Lorsque cette maladie se présente avec des symptômes moins forts, elle est sans fièvre, sans irritation, et ne consiste souvent que dans une toux légère.

Si un rhume débute par la fièvre et des symptômes violents d'irritation, il faut avoir recours à la saignée ; mais on ne doit jamais la faire pratiquer sans avoir consulté auparavant un homme de l'art. C'est un préjugé de croire que l'on ne doit jamais saigner dans un rhume ; c'est à tort, car ce moyen est souvent employé avec le plus de succès. On fera un ample usage d'une boisson délayante et adoucissante comme une tisane d'orge ou de chiendent, édulcorée avec du miel ou avec du sirop pectoral, tels que le sirop de guimauve, de capillaire, etc. Une légère infusion des quatre fleurs ou de fleurs de sureau, édulcorée de la même manière, convient également ; mais l'on doit préférer les autres tisanes, s'il y a de la fièvre. On peut aussi faire usage des pâtes de jujubes, de guimauve ; du sucre d'orge, du suc de réglisse, etc. Tous ces moyens sont propres à adoucir et à diminuer l'irritation de la toux. Les bains de pieds conviennent parfaitement, et on ne doit pas les négliger. Il est plus avantageux de les prendre le soir avant de se coucher, que dans la journée, parce que la chaleur du lit favorise la transpiration aux pieds, provoquée par le bain. Il n'y a aucun inconvénient d'en prendre matin et soir. Les lavements sont des moyens rafraîchissants dont on doit aussi faire usage. Ils deviennent surtout nécessaires, si le malade est constipé, et s'il n'urine que difficilement ou pas du tout.

Tous les moyens proposés ci-devant seraient peu utiles, si l'on ne s'observait en même temps sur le régime qui influe plus que toute autre chose sur la guérison. Il faut se tenir un peu plus chaudement, mais ne pas pousser cette précaution à l'excès. On évitera les intempéries de l'air ; si l'on était forcé de s'y exposer, il faudrait prendre tous les ménagements nécessaires. On doit faire diète, s'abstenir d'aliments gras, et ceux dont on fera usage seront tirés du règne végétal. Les spiritueux et généralement tous les échauffants sont proscrits.

Ce qui vient d'être dit suppose un rhume accompagné de beaucoup d'irritation ; car souvent le mal est si léger, qu'il ne vaut pas la peine de s'en occuper sérieusement. Il suffit, dans ce cas, de s'abstenir pendant quelques jours des corps gras, de tout ce qui est âcre, de faire diète et de boire quelques tasses de thé le soir en se couchant. Quand les symptômes de l'irritation sont passés, et qu'il n'y a plus de fièvre, on peut se relâcher sur la rigueur du régime, en se permettant des aliments un peu plus nourrissants. L'effet des rhumes, et de toutes les maladies en général, est de laisser le corps dans un état de faiblesse. Les toniques conviennent donc sur la fin des longues maladies qui n'offrent plus de symptômes d'irritation. Les mucilagineux, les gommeux ne doivent plus être employés sur la fin des rhumes : leur usage ne fait que débiliter l'estomac et entretient la faiblesse générale. Il faut leur substituer d'autres remèdes capables de rétablir les forces dans leur état primitif. Une infusion de camomille ou de petite centaurée, prise le matin avant déjeuner, ou bien une prise de thériaque que l'on avale le soir en se couchant, remplissent ce but.

La fréquence des rhumes et leur durée dépendent souvent de l'excès de précautions que l'on prend pour les éviter, en se tenant dans des chambres trop chaudes, et en ne se familiarisant pas assez avec les impressions de l'atmosphère.

Le froid et l'humidité sont certainement la cause des rhumes; mais une grande chaleur les produit également, en échauffant le sang et en augmentant la disposition inflammatoire : voilà pourquoi l'on voit des personnes s'enrhumer au coin de leur feu, par des causes légères, qui auraient été sans effet, si elles se fussent tenues moins chaudement et exposées plus souvent au grand air. Il est donc essentiel de ne pas oublier que les règles de l'hygiène ne consistent pas tant à ne pas s'exposer aux vicissitudes de l'atmosphère, qu'à empêcher que ce qu'elles ont de nuisible ne nous affecte trop vivement; et que c'est en prenant souvent de l'exercice au grand air, à l'air froid, en évitant les vêtements et les appartements trop chauds, que les personnes sujettes aux rhumes parviennent à s'en préserver.

Les rhumes de cerveau sont de même nature et reconnaissent les mêmes causes que ceux de poitrine ; ils n'en diffèrent que par leur siége, ainsi que par leurs symptômes et par leurs suites, accompagnées de moins de danger. Leur traitement consiste dans tout ce qui est propre à rétablir la transpiration ; c'est celui qui convient aux rhumes de poitrine, excepté les boissons et les choses adoucissantes, inutiles dans ce cas. La vapeur de l'eau chaude reçue dans le nez, plusieurs fois par jour, est un moyen prompt de soulager. L'eau simple peut servir à ces fumigations, mais il est encore meilleur d'y ajouter un peu de fleur de sureau ou quelques plantes aromatiques, comme de la mélisse, de la lavande, de la sauge, etc.

La durée des rhumes, en général, n'est pas déterminée : il en est qui se guérissent au bout de six à sept jours, d'autres au bout de quinze, d'un mois et même de plusieurs ; cela dépend des dispositions de l'individu, de l'état de l'atmosphère et du régime qu'on observe. Les rhumes qui ont duré un certain temps, sont plus longs à faire passer. L'irritation fixée sur les poumons, y détermine une fluxion d'humeurs, qui devient, pour la nature, une habitude que l'on déracine difficilement. Par là, on voit la nécessité qu'il y a de faire, le plus tôt possible, les remèdes nécessaires, et de ne pas prolonger ces maladies par un défaut de conduite dans le régime.

DU RHUMATISME.

Le rhumatisme est une affection de nature inflammatoire pouvant occuper les tissus fibreux et musculaires.

La cause la plus puissante du rhumatisme est l'impression du froid , surtout lorsque le corps étant au milieu d'une atmosphère très-chaude, un courant d'air froid vient à le frapper. L'habitation dans une maison nouvellement construite ou humide, une alimentation trop succulente, la disparition d'une maladie de la peau, la suppression trop brusque d'un exutoire, un exercice immodéré, en sont encore des causes fréquentes.

Le rhumatisme peut être accompagné de fièvre, ou exister sans fièvre, suivant le plus ou moins d'intensité de l'inflammation. Il peut aussi attaquer presque toutes les articulations à la fois, ou quelques-unes seulement. Les grandes articulations, comme celles du genou, de la cuisse, du bras, etc., en sont le plus souvent affectées. Lorsque cette maladie est accompagnée de fièvre, elle est précédée, quelques jours auparavant, de douleurs qui se font sentir dans les membres. La fièvre débute ensuite par des frissons auxquels succède la chaleur; alors le malade a mal à la tête : son pouls est dur, ses urines sont rouges et claires, les articulations sont douloureuses, rouges, enflées ; le malade ne peut souffrir le moindre contact, il perd entièrement l'usage des parties affectées, et il jette de hauts cris au moindre mouvement qu'on lui donne.

Le rhumatisme *chronique* est celui qui existe depuis longtemps ; il se fait sentir par intervalle, n'est pas accompagné de fièvre, et, le plus souvent, n'offre aucun signe extérieur d'inflammation, comme l'enflure et la rougeur ; ou, s'il en présente, ils sont moins considérables. Il est rare aussi que le rhumatisme chronique empêche entièrement les mouvements d'une articulation, et qu'il en attaque plusieurs.

Un caractère commun aux rhumatismes, en général, c'est la facilité avec laquelle ils se déplacent d'un endroit pour se transporter dans un autre. Il n'est pas rare de le voir attaquer successivement plusieurs articulations et revenir dans le lieu primitivement affecté. Un rhumatisme, en se déplaçant, peut se fixer sur le cerveau, les poumons, le cœur, le canal intestinal, etc.; et, selon que l'un ou l'autre de ces organes est affecté, il en résulte des accidents plus ou moins graves; les personnes attaquées de rhumatismes doivent toujours y faire attention, et en avertir le médecin.

Comme le rhumatisme aigu est du nombre des maladies qui exigent les soins du médecin, nous ne parlerons pas du traitement qui lui convient.

Il n'en est pas de même pour le rhumatisme chronique ; chacun peut faire l'application des remèdes qui conviennent. Celui-ci paraît consister dans un état de faiblesse et de constriction de la fibre musculaire, ce qui empêche la transpiration dans la partie malade, et en gêne les mouvements. L'on doit alors se proposer de combattre cette disposition par des moyens légèrement stimulants et capables de rétablir la transpiration. Un vésicatoire, appliqué sur la partie malade, et gardé pendant quelque temps, est le meilleur remède que l'on puisse employer. Ensuite viennent les frictions faites avec des étoffes de laine ou une brosse pour la peau; les embrocations avec des huiles chaudes, essentielles, le liniment volatil, le baume opodeldoch, ou enfin avec d'autres liqueurs stimulantes. Les bains de baréges, les bains de vapeur avec douches sur les parties malades conviennent dans cette circonstance. Il faut, s'il est possible, se coucher en sortant du bain, et se couvrir un peu pour transpirer. L'on prend aussi avec avantage, matin et soir, quelques tasses d'infusion de fleur de sureau, dans lesquelles on ajoute, à chaque fois, quatre à cinq gouttes d'alcali volatil. En même temps que l'on fait usage de tous ces moyens, l'on doit tenir chaudement la partie malade, en la recouvrant d'une flanelle ou d'un taffetas ciré. Ce dernier, étant imperméable à la sueur, empêche que la matière de la transpiration ne s'exhale, et il tient, par ce moyen, la partie qu'il couvre, comme dans un bain de vapeur.

L'effet de tous les rhumatismes en général est d'affaiblir les parties qui en ont été le siége, de les rendre plus sensibles aux impressions de l'air froid, en sorte qu'ils reviennent facilement. Les personnes qui en ont été affectées une fois doivent donc avoir la précaution de couvrir davantage les parties qui en ont été atteintes, et d'éviter avec plus de soin les vicissitudes de l'atmosphère.

IV.

RECETTES DIVERSES.

Précautions à prendre dans certaines maladies.

————

SEPT RECETTES POUR LES MAUX DE DENTS.

Voici quelques recettes pour les maux de dents. Comme celles qui réussissent pour les uns échouent pour les autres, on pourra essayer, dans les cas de vives souffrances, les trois premières, qui sont du docteur *Toirac*; les deux suivantes sont tirées du *Médecin à la maison*; la sixième est extraite de la *Santé universelle*. On ignore l'auteur de la septième.

1° Prenez : Acétate de plomb, ... 1 gr.:
Sulfate de zinc, ... 1 gr.,
Teinture d'opium, ... 2 gr. ;
triturez constamment pour en former une pâte dont on met une quantité égale à deux fois la grosseur de la tête d'une épingle, sur un morceau de coton qu'on introduit dans la dent, et qu'on renouvelle une fois ou deux dans les 24 heures.

2° Prenez : Teinture concentrée de pyrè-
thre, ... 4 gr.;

Teinture d'opium, ... 1 gr.;
versez le tout dans un flacon pour mélanger, et
imbibez un peu de coton pour s'en servir comme
du précédent mélange.

3° Prenez : Alcool saturé de
camphre, ... 8 gr.;

Baume du commandeur, . . 0, 50 c.;

Teinture d'opium, ... 30 gouttes.;

Huile essentielle de menthe, . . 10 gouttes.;
mêlez pour le même mode d'emploi.

4° Prenez : Opium pur, ... 50 c.;

Camphre, ... 50 c.;

Esprit-de-vin rectifié,   Quantité suffisante;

Huile d'œillet, ... 4 gr.;

Huile de cajeput, ... 4 gr.;
mêlez. On place dans la cavité de la dent cariée une
boulette de charpie ou de ouate humectée par ce
mélange.

5° Prenez : Esprit-de-vin rectifié, . 6 gr.;

Créosote, ... 6 gr.;

Teinture de cochenille, . . . 2 gr.;

Huile de menthe ou d'œillet. . . 3 gouttes;
mêlez. Même mode d'emploi que pour le précédent.

6° Prenez une cuillerée à café de poudre de

chasse, un morceau de mousseline fine, mais résistante : renfermez la poudre dans la batiste, formez-en un nouet que vous fermez avec un morceau de fil bien ciré. Au moment de la crise on le met dans la bouche et on le mâche lentement, en crachant et rejetant à l'extérieur la salive qui vient en surabondance. Au bout de quelques minutes de mastication, on sent la douleur s'affaiblir.

7° Faites bouillir pendant un quart d'heure, dans un demi-verre de vinaigre fort, quelques feuilles de lierre grimpant, et versez la liqueur sur la dent malade le plus chaud que vous pourrez l'endurer, gardez-la un moment dans la bouche. Au bout de quelques minutes les douleurs disparaissent, et souvent, après quelques applications répétées de ce remède, le mal de dent ne revient plus.

DU FEU.

Que n'a-t-on pas déjà écrit sur les douceurs tranquillement goûtées au coin du feu ! le vent mugit, la tempête bat, les fenêtres, les gouttières font un tapage épouvantable ; mais on se sent d'autant plus heureux, qu'il y a tout près de soi la tristesse : c'est l'ombre à côté des clairs ; plus le dehors est déplorable, plus l'intérieur paraît doux.

Assis au coin du feu pendant un de ces temps horribles, dit l'auteur qui raconte le fait suivant, je pensai aux pauvres qui n'ont pas de feu, aux malheureux qui ne se chauffent jamais, et fis des vœux ardents pour voir diminuer toutes ces misères. Tout à coup ma porte s'ouvrit avec fracas, un domestique effaré venait me chercher en toute hâte. — Quel bonheur de vous trouver ! s'écria-t-il ; venez, monsieur le docteur, c'est on ne peut pas plus pressé. — De quoi s'agit-il ? répliquai-je avec une certaine tranquillité qui signifiait évidemment : Je voudrais bien rester chez moi. Le domestique le comprit, et levant la voix : — Il s'agit, monsieur le docteur, que Mme de *** est au plus mal ! qu'il lui est arrivé un affreux accident, et que si nous ne nous pressons pas, nous ne la trouverons peut-être plus en vie !

Je me levai avec la promptitude d'un mannequin poussé par un ressort. On était venu me chercher avec une voiture. Quelques minutes après, j'étais près d'une moribonde qui avait à peine encore la force de parler. Je questionnai l'entourage, et voici la sinistre histoire qui me fut racontée :

Madame de *** au sortir de table, éprouvant le frisson qui est le signe caractéristique du travail de la digestion, s'était hâtée de se rendre dans sa chambre, où la domestique lui avait préparé un

bon feu. Là, debout devant la cheminée, tendant
un de ses pieds vers la flamme, Mme de *** s'était
mise à contempler une pendule de famille, sur laquelle étaient incrustés plusieurs médaillons contenant les cheveux de ses enfants ; mais bientôt une
chaleur étrange la rappelle à la vie présente : elle
se recule, baisse les yeux et pousse un cri : sa robe
s'était enflammée. La pauvre dame, au lieu de
s'accroupir et d'éteindre les flammes, court par la
chambre, éperdue, elle se brûle, elle appelle, elle
sonne ; la femme de chambre arrive, et en ouvrant
la porte, elle active le courant d'air, et par consé-
quent l'incendie ; la malheureuse fille perd la tête
à son tour, elle ouvre une fenêtre pour appeler
du secours, et puis, voyant sa maîtresse toute en
flammes, elle se sauve, pleure et crie comme une
folle, et va s'accroupir niaisement dans un grenier.

Martyre de tant d'imprudence, c'est en vain que
madame de *** se roule sur le tapis de sa chambre,
rampe dans le corridor ouvert, et se débat au milieu des plus atroces tortures...... Quand les secours
arrivèrent, l'infortunée n'était plus qu'une plaie ;
et quand j'arrivai moi-même, c'était pour constater
un désastre, un malheur irréparable, la vie tenait
à peine à un fil. J'envoyai bien vite chercher un
prêtre, et trois heures après, la malade rendait le

7

dernier soupir. Vous comprenez, mes chers amis, que si je vous raconte cette histoire, ce n'est pas pour éveiller *dans vos cœurs* une sensiblerie inutile, mais afin d'arriver à propos de vous indiquer la conduite à tenir, si jamais vous aviez un rôle à jouer dans un drame semblable à celui que je viens d'esquisser.

Certes il n'y a chez vous ni falbalas, ni cheminées trop flambantes, ni domestiques ahuris; mais vos frères ont des blouses, vos sœurs des robes, des bonnets! Quand le feu prend à ces objets, *pour l'éteindre, il faut l'étouffer;* n'ouvrez ni portes ni fenêtres; prenez une couverture, un drap, un grand rideau; enveloppez, enfermez là-dedans la pauvre personne qui se brûle; la flamme s'éteint dès qu'elle n'a plus d'air pour l'exciter.

DES PIQURES DES INSECTES.

Certains insectes attaquent l'homme, les uns parce qu'un sentiment de colère dicté par la vengeance, ou le soin de leur propre défense les y porte; les autres parce qu'ils aiment à se nourrir de son sang.

Parmi les premiers on compte les abeilles, les guêpes, les frelons, les scorpions, la tarentule, les fourmis.

Dans la seconde classe se trouvent les moucherons, les punaises, les poux et les puces.

1° Piqûres des abeilles, des frelons, des bourdons.

Il résulte ordinairement des piqûres d'abeilles, une vive douleur, une enflure érysipélateuse, fort dure dans son milieu, qui blanchit et persiste autant que l'aiguillon reste dans la plaie. Son venin est subtil, et son effet est presque momentané. Cependant lorsque les plaies sont répétées sur des parties sensibles, comme la face, les accidents sont plus graves, et quelquefois la fièvre s'allume.

L'aiguillon des abeilles, des guêpes, des frelons, des bourdons, est accompagné de crochets recourbés et tranchants. Aussi, les abeilles laissent-elles souvent leur dard dans la plaie : les guêpes, qui l'ont plus fort, le retirent plus facilement.

On serait promptement guéri de la piqûre de l'abeille, si l'on retirait l'aiguillon aussitôt qu'il a été implanté. Cette extraction doit être faite avec la précaution d'éviter la pression sur la plaie, pour ne pas exprimer tout le venin de la vésicule, et le faire pénétrer plus profondément avec l'aiguillon.

Il vaut donc mieux couper avec des ciseaux tout ce qui est au dehors de la plaie, l'inciser s'il le faut, et retirer, avec une aiguille fine, l'aiguillon. Cela fait, on bassine la plaie avec de l'eau froide, ou de l'eau salée. L'eau végéto-minérale suffit presque toujours, et, sans y mettre rien, la douleur, l'enflure se dissipent d'elles-mêmes; on y a encore appliqué, avec avantage, l'urine et la salive des personnes saines, la chaux vive dont on fait frotter la blessure, le suc lacteux des pavots, ou bien un peu de laudanum liquide. On s'est aperçu que les abeilles fuyaient certaines mauvaises odeurs, surtout celle de la camomille; en tenant cette plante, on peut se garantir de leur piqûre.

Les piqûres des bourdons, des frelons, diffèrent très-peu de celles des abeilles. On y remédie par les moyens indiqués contre celle des abeilles.

2° *Piqûres du scorpion.*

Le midi de la France offre un grand insecte dont on distingue deux variétés, et dont la piqûre ne doit point inspirer l'effroi que son extérieur désagréable est seul capable d'inspirer. Il est rare d'observer, en France, des suites bien fâcheuses de la piqûre de cet insecte; il est même douteux si jamais elle a pu être mortelle ; ceux d'Espagne, qui sont sous un ciel brûlant, ne piquent pas à mort.

On a fait dissiper, en France, des rougeurs, des gonflements et des douleurs causés par la morsure du scorpion, au moyen de cataplasmes émollients . et d'onctions faites avec l'huile même du scorpion, quelquefois avec la thériaque.

3° *Piqûres des fourmis.*

La fourmi, quand elle est grosse, non-seulement pince très-fort avec sa bouche armée de mâchoires, mais encore elle pique par un aiguillon qu'elle porte à l'anus, et dont les mâles seuls sont privés. La fourmi, dans les climats brûlants de l'Egypte, de l'Afrique, de l'Amérique méridionale, est un vrai fléau. Cet animal est très-vorace ; des personnes sont mortes pour avoir été assaillies par des troupes de grosses fourmis, pendant qu'elles dormaient.

Les fourmis donnent l'acide formique, et une vapeur de même nature qui est suffocante. Cet acide agit sur la peau, l'excorie ; on se sert alors fort avantageusement de l'ammoniaque. L'huile d'olive est encore fort utile.

4° *Piqûres d'araignées.*

Nos araignées n'ont rien de dangereux, ni par leur piqûre, ni même en les mangeant. On sait que beaucoup d'oiseaux en sont très-friands.

Les auteurs ne sont pas d'accord sur l'impunité dont serait suivie leur piqûre. Certains croient que les araignées peuvent causer des accidents fâcheux. On a observé qu'en France, toutes les piqûres d'araignées ne sont presque pas sensibles, même des plus grosses.

La piqûre même de la tarentule n'est pas mortelle, quoique fâcheuse. On ne croit plus maintenant à tous les contes que l'on débite sur la morsure de cet insecte.

5° *Piqûres des cousins.*

Chacun sait, par une dure expérience, ce que nous valent les familiarités des cousins : de petits érysipèles, de grandes démangeaisons sont les effets d'un venin particulier que l'insecte insinue avec son aiguillon. Il aime les peaux fines; et les étrangers, à la campagne, semblent obtenir de lui la préférence sur les hôtes du lieu. Dans le Bas-Languedoc, on ne peut dormir sans être couvert d'un filet qu'on nomme *cousinière*, sans quoi le lende-main, à son réveil, on ne serait pas reconnaissable.

Comme l'inflammation locale et la douleur aug-mentent toujours en raison de ce qu'on se gratte plus fort, il vaut mieux sur-le-champ chercher à tempérer le feu qu'a causé l'insecte, en appliquant de la salive, de l'eau fraîche ou salée, ou de l'eau avec du vinaigre, sur la partie lésée. Le mal cesse de lui-même.

On s'est aperçu que la fumée du tabac éloignait les cousins; on prétend que la camomille produit le même effet. Un moyen d'empêcher qu'ils n'entrent dans les appartements, c'est de ne pas y introduire de lumière le soir, d'y brûler quelques chiffons de papier, de la corde, de fermer exactement les fenê-tres.

6° *Piqûres des puces, des punaises et des poux.*

Quoique non réputés venimeux, ces insectes sont cent fois plus redoutés que ceux dont nous fuyons le venin.

Lorsqu'on a été piqué par une puce, il survient à la peau un disque rouge, avec un point noir au milieu, parce que l'aiguillon de cet insecte est ac-compagné d'un suçoir qui, en propageant le sang, laisse cette petite ecchymose à la peau. Il ne faut pas se gratter trop fort, et ces piqûres n'auront aucune suite désagréable. Il faut, pour s'en garantir, de la propreté, laver les appartements, et surtout ceux qui n'ont pas été habités depuis longtemps.

La punaise des lits, si désespérante pour l'homme, laisse des traces brûlantes en rampant sur la peau, et infecte par son odeur. La propreté est le premier moyen qu'on doit employer pour se préserver de ces vilains insectes. Les écraser ne suffit pas : il faut tâcher de les détruire. On a donné une foule de moyens plus ou moins bons, tels que la décoction de feuilles de noyer ou de brou de noix, la chaux en enduit, le tabac, la menthe, le géranium. Le meilleur de tous, pour en débarrasser les lits et les crevasses des murs, est d'y placer du savon noir ; on est bien sûr de n'en plus voir reparaître dans ces endroits.

Quand on porte des poux sans être malade, on est paresseux, malpropre.

LA TEIGNE.

M. Faibre d'Esnans a traité avec succès un grand nombre d'enfants atteints de cette maladie, ils ont été rapidement guéris par les moyens suivants, publiés dans le *Journal de médecine et de chirurgie pratique :*

1° Couper les cheveux restants, le plus près possible, et enduire les pustules deux fois par jour avec du *beurre brûlé,* c'est-à-dire roussi dans un poêlon de fer;

2° Nettoyer la tête avec une décoction de son, soir et matin, et employer ces deux moyens jusqu'à ce que le cuir chevelu soit à nu et débarrassé des croûtes qui le recouvrent;

3° A cette époque, faire des onctions avec un mélange de huit parties d'axonge et d'une de sulfure noir de mercure, deux fois par jour, et recouvrir la tête d'une demi-vessie de porc ou d'un bonnet de toile cirée; nettoyer tous les deux jours avec la décoction de son, ou une légère dissolution de savon.

ASSAINISSEMENT.

Pour faire passer la mauvaise odeur d'une chambre nouvellement bâtie ou peinte, il faut avoir, dans un vase, un brasier bien allumé; on le met, de crainte du feu, sur une large pierre, au milieu de la chambre, et on y jette deux ou trois poignées de grains de genièvre. On se retire en fermant bien la porte, les fenêtres, et en bouchant les cheminées.

On reste 24 heures sans entrer dans la chambre, et, quand on y revient après, l'odeur malsaine a disparu.

La fumée de genièvre a l'avantage de ne pas gâter les meubles ou les tapisseries.

———

PURGATIF EXCELLENT AU GOUT.

Prenez : scammonée d'Alep purifiée, 40 à 50 centig. ; gomme arabique, 25 ; miel vierge, 30 grammes ; lait d'amandes douces, 150 ; eau de fleurs d'oranger, 10 gouttes.

On mélange la gomme avec la scammonée dans un mortier ; on ajoute le miel prescrit, en remuant continuellement ; enfin l'on ajoute, par petites portions, le lait d'amandes douces avec l'eau de fleurs d'oranger.

Ce purgatif est, sous tous les rapports, le plus convenable que l'on puisse imaginer ; il l'emporte sur tous les autres par le goût, par sa facile administration, ainsi que par sa sûre et prompte action. Comme tel on ne saurait trop le recommander.

LAZOWSKI.

(*Revue thérapeutique du Midi.*)

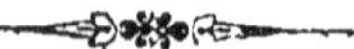

V.

HISTOIRES ET DIALOGUES

Sur l'origine de quelques maladies.

———

LA GOURMANDISE.

Je me disposais à sortir, quand une voiture, s'arrêtant à ma porte, me fit attendre quelques instants.
Je soupçonnais une visite. Je ne m'étais pas trompé ;
c'était une dame qui arrivait tout effarée. — Docteur ! docteur ! combien je suis heureuse de vous
trouver encore !... — Un accident, m'écriai-je ? —
Non, Dieu merci ! une épreuve épouvantable de
gourmandise, une faute qui me fait encore trembler... Misérable enfant ! Depuis deux ans qu'il a
fait une fièvre cérébrale je le croyais bien corrigé ;
mais je l'ai surpris... tenez, j'en ai encore des sou-
bresauts dans le cœur, tout cela finira mal : je suis
contrainte de le redouter. — Du calme ! voyons, du
calme ! et racontez-moi ce dont il s'agit. La pauvre
mère essuya ses yeux, prit son courage à deux mains
et commença. — Je croyais Alfred bien et dûment

guéri de son vilain défaut, la dernière fois que nous avons eu l'honneur de vous voir. Alfred n'a fait que changer de genre relativement à la gourmandise; des bonbons il était tombé dans les gâteaux; des gâteaux il est passé aux restes de table. J'ai su par la domestique qu'il rôdait sans cesse au buffet, et qu'il y remplissait ses poches; j'ai su qu'il était sans cesse à la cuisine pour y trouver de quoi manger.

Hier, Monsieur, hier après avoir dîné à table, autant et plus que nous, avant d'aller se coucher, il a été chercher dans l'office un restant de volaille qu'il a bien certainement grignoté dans son lit.

Ce matin, la cuisinière m'avertit que, les rats envahissant son garde-manger, elle avait demandé au pharmacien de quoi les tuer et les détruire. Je lui recommandai de la prudence. Je lui conseillai de mettre cette poudre, déjà jointe à de la farine, dans des boulettes ou dans une omelette.

Cette après-midi, j'envoie la cuisinière faire une course un peu lointaine. Quelque temps après j'entends des pas dans le corridor; je pense à Alfred, à la mort aux rats, et je me précipite vers la cuisine. Je ne marchais pas, je volais : c'est le bon Dieu qui me poussait, bien sûr. Au moment où j'ouvris la porte, j'aperçois Alfred qui tenait quelque chose dans la main. — Que fais-tu là, Alfred ? — Je surveille le pot-au-feu, maman ; ma bonne me l'a confié. — Je crois que tu ne dis pas la vérité, mon ami. L'enfant était tout près du pot-au-feu ; il en souleva le couvercle, et il y jeta la poudre blanche qu'il tenait dans sa main. — Que mets-tu là-dedans, voyons? — C'est du sel. — Du sel? — Elle m'a dit d'en mettre, en s'en allant. — Tu mens, Alfred, tu mens! Montre-moi ta main. — Puisque tu dis que j'ai menti, je ne te la montrerai pas, là. — Alors j'ouvris une armoire; j'aperçus un petit sac bleu, grand ouvert, qui portait l'étiquette du pharmacien. Je compris qu'Alfred, par gourmandise, avait mis la main dans ce sac, et l'idée qu'une minute plus tard, si je n'étais pas survenue, il se serait empoisonné, fit sur moi l'effet d'un coup de foudre. J'eus la force, cependant, de me précipiter vers l'enfant, de le prendre par le bras, de lui laver sa main, de l'entraîner hors de la cuisine que je fermai à double tour, et de l'enfermer dans sa chambre.

Alors j'ai pris une voiture, et je suis accourue ; pourquoi? Je n'en sais rien. Parce que la Providence m'a dit: Va ; parce que vous êtes notre ami ; parce que vous nous avez sauvé deux fois cet enfant-là, et que, mieux que personne, vous me semblez capable de nous aider à le corriger.

Après ce récit, donné d'une voix haletante et contractée, la pauvre mère éclata en sanglots.

J'avais tout écouté avec la plus minutieuse attention, et pendant cette histoire, l'idée m'était subitement venue d'en tirer parti pour arriver à frapper un grand coup sur l'intelligence du petit gourmand. — Tenez, Madame, dis-je à la mère, je crois que tout cela peut nous servir ; donnez-moi carte blanche, et fiez-vous-en à mon dévouement. — Tout ce que vous jugerez convenable, docteur, je vous en prie. — Eh bien! alors, retournez bien vite chez vous, avertissez la cuisinière, avertissez votre mari, désemprisonnez votre fils en lui disant de ne plus mettre les pieds à la cuisine. — Et puis? — Et vous m'attendrez et vous direz bien au papa qu'il ne se mêle en rien de ce que je veux faire. — Qu'allez-vous donc faire ?— C'est mon secret.— Je vais jeter, mettre au fumier ce pot-au-feu empoisonné. — Gardez-vous-en bien. Je veux que la soupe soit trempée comme à l'ordinaire ; personne n'y touchera, bien entendu. Je veux que l'on mette tranquillement le bœuf et le potage sur la table, au moment même où j'arriverai vous rendre visite. — Mais, docteur... — Je le veux, entendez-moi bien ; le reste me regarde. — Je n'y comprends rien. Au surplus, je m'en rapporte à vous.

Madame D*** partit, et je me rendis chez le commissaire de mon quartier. — Monsieur le commissaire ! — Monsieur le docteur ! et puis des saluts à n'en plus finir. M. ***, tout commissaire qu'il est, est bien l'un des hommes les plus serviables que je connaisse. De l'âge, de la tournure, un tact parfait ; lorsque je le rencontre, je lui prends le bras sans façon, et nous causons quelques minutes.

J'entrai chez lui, comme chez un ami, et je lui tendis la main qu'il me serra avec affection. — Mon cher Monsieur ***, m'écriai-je, je viens vous demander un service. — Deux , s'il le faut, mon ami ; je n'ai précisément aucune entrave en ce moment. — Il s'agit de faire une impression durable sur un enfant, qui deviendra le désespoir de sa famille, si nous ne parvenons à le corriger. —Quel âge a l'individu ? — Sept à huit ans. — C'est jeune. —C'est dans l'âge tendre, mon cher, que l'on redresse les arbrisseaux tortus. — D'accord , asseyez-vous donc, et contez-moi l'affaire.

Je lui détaillai la conduite d'Alfred, le désespoir de ses parents, sa dernière sottise, etc.

— Faut-il amener un sergent de ville ? me demanda le commissaire. — J'aimerais mieux un gendarme ; cela ferait plus d'impression. — Passons à la caserne ; avec une petite rémunération nous aurons dix, vingt, trente militaires de bonne volonté. — Je n'en veux qu'un, parbleu ! — Je le crois bien.

Nous prenons notre homme et nous nous présentons chez M. D*** avec la dignité que nécessitaient les circonstances. Le père, la mère et le petit Alfred étaient rassemblés dans la salle à manger, où la table, parée d'une belle nappe blanche, contenait trois couverts. — Mon cher Monsieur D***, dis-je en commençant par les salutations de rigueur, M. le commissaire et moi sommes à la recherche de quelque malfaiteur ; nous venons vous faire une visite, pour tâcher d'avoir des renseignements. — Soyez les bien venus, répondit en balbutiant le père. En ce moment, la cuisinière, manches retroussées, tablier idem, apporta le potage, et le déposa sur la table. Alfred, blotti dans un coin, nous regardait en tapinois, mais bien évidemment ne se doutait de rien.

— Diable ! fis-je, en flairant la soupe toute fumante, voilà un mets de la plus belle apparence, mais qui néanmoins exhale une étrange odeur. — Une odeur bien étrange ! répéta le commissaire. — Voulez-vous, Messieurs, en prendre votre part, demanda la maîtresse du logis. — Permettez, permettez ! m'écriai-je, cela ne me paraît pas ordinaire, et d'après les bruits qui courent... Je tirai de ma poche un petit flacon de réactifs, et je versai une cuillerée de soupe dans le premier verre qui me tomba sous la main. Monsieur et madame D*** me regardaient faire sans mot dire. Le commissaire allongeait curieusement son nez flanqué d'une paire de lunettes. Alfred commençait à s'inquiéter et me dévorait des yeux. — Ciel ! m'écriai-je. — Eh bien ! fit le commissaire. — Mais nous sommes sur la trace d'un crime : cette soupe est empoisonnée. — Messieurs, reprit le commissaire d'un ton vraiment magistral, je suis fâché, mais le devoir est là, la nécessité commande : il faut que la justice ait son cours. Au nom de la loi je somme toutes les personnes présentes ici de ne pas quitter cette chambre ; je m'en vais prendre les dispositions que je crois indispensables.

Bientôt le commissaire rentra, suivi d'un gendarme, et puis, affermissant ses lunettes, essuyant son nez, et toussant avec dignité, il prit la parole d'un ton sévère : — Monsieur et Madame, le docteur vient de constater qu'on vous avait servi une soupe empoisonnée, il y a donc chez vous un coupable, et je suis obligé, séance tenante, de rechercher l'empoisonneur. Faites venir ici tous les gens de votre maison.

A cette demande Alfred, déjà fortement ému par l'arrivée du gendarme en uniforme, ne put cacher plus longtemps ses alarmes, ni comprimer ses sanglots. — C'est moi!.... M. le commissaire, c'est moi qui..... — Vous, monsieur? fit le commissaire. — Je ne le ferai plus, je croyais que..... je vous promets qu'en mettant..... — Horreur! m'écriai-je avec plus d'indignation que jamais. — Gendarme, dit le commissaire, faites votre devoir, emmenez-moi cet enfant-là. Alfred poussa un cri déchirant. Le père et la mère voulaient empêcher de le prendre. — Il le faut! il le faut, criâmes-nous en chœur. — Au nom de la loi, répéta le magistrat, qui déroba un sourire en se mouchant bien vite. — Fiez-vous à nous, dis-je tout bas, en arrêtant les parents. Et Alfred, qui se débattait comme un petit démon, qui hurlait : Papa! maman! je ne le ferai plus! fut emporté et conduit au commissariat.

Je sortis sous une grêle de prières et de recommandations. Alfred fut enfermé chez le commissaire, dans une chambre toute nue. Pas une chaise, pas une table, pas même une cruche d'eau, d'ordinaire accordée à tous les prisonniers.

Les premiers moments de sa réclusion furent des moments de rage. L'enfant trépignait, criait, s'arrachait les cheveux. Peu à peu la tempête se calma, et je crus opportun de faire mon entrée : Alfred s'élança à ma rencontre et me supplia d'avoir pitié de lui. — Je ne l'ai pas fait exprès, M. le médecin, je vous assure. — Mon enfant..... — J'ai cru que c'était du sucre ; j'ai dit à maman que c'était du sel, et c'est pour m'en débarrasser que j'ai jeté ce que j'avais pris, dans le pot-au-feu. — Vous avez mal agi, Alfred, vous avez été gourmand d'abord, puis vous avez menti à votre mère ; le bon Dieu vous en a puni. — Priez pour moi, Monsieur, priez le commissaire ! — Priez le bon Dieu, vous. — Monsieur, Monsieur, Monsieur ! »

Je lui fermai la porte au nez. Les pleurs et les cris recommencèrent ; heureusement, bientôt après, on n'entendit plus rien. J'entr'ouvris doucement la prison improvisée, et j'aperçus le pauvre enfant dans le milieu de la chambre, joignant dévotement ses mains. — Mon bon Jésus, disait-il, je vous promets d'être bien sage, et plus jamais gourmand. J'obéirai bien à papa et à maman ; faites que l'on m'accorde ma délivrance.

Le but était atteint. Le commissaire et moi, lui armé d'un paquet de papiers, moi muni d'une chandelle, nous entrâmes gravement auprès du petit prisonnier. — Monsieur, dit le magistrat d'un ton sévère, votre famille est trop honorable pour que nous n'écoutions pas ses supplications. Je suis donc tout disposé à étouffer cette affaire et à vous rendre à vos parents.

—Oh merci! merci, Monsieur !

—Seulement, je vous en avertis, je garde l'histoire de toute cette aventure ; elle restera entre mes mains, et si, par la suite, vous commettiez une nouvelle faute, je vous retrouverais.

Alfred fit toutes les promesses demandées ; on le rendit à sa famille en pleurs, et depuis cette époque il n'a jamais fait acte de gourmandise.

(Un médecin.)

LA PEUR.

Un brave campagnard, désolé de voir son unique enfant, de neuf à dix ans, toujours malade, avait pressuré sa bourse de cuir, et en avait tiré de quoi venir consulter à Paris.—Monsieur, dit-il au médecin, c'est pour notre *fieu* Nicolas qui est malade depuis près déjà de trois ans. — Qu'a-t-il donc, ce cher enfant? Je lui pris la main, il me regardait avec un air plein d'inquiétude. Ses yeux étaient glauques, languissants ; sa figure était maigre, tirée, son teint blafard ; bref, il portait au front la marque de l'imbécillité. — C'est donc pour vous dire, reprit le père, que notre garçon est tout chose. Il a des attaques de nerfs qui l'incommodent volontiers chaque semaine : tout d'un coup, comme qui dirait à *ce moment ici*, il reste là comme une momie, la bouche ouverte, les yeux grands ouverts. Aïe !!! il pousse un cri et il tombe sans connaissance... Nous voudrions bien, M. le docteur, que vous nous le guérissiez de ce mal-là.

J'examinai le pauvre enfant, j'interrogeai son père. L'enfant a été élevé par sa grand'mère. A quatre ou cinq ans il n'était pas plus timide que les autres enfants, seulement il était peureux, et il avait une grande frayeur de l'obscurité. Cela tenait aux récits de grand'mère.

—Bonne maman, un conte? demandait l'enfant ; aussitôt on lui racontait une histoire de revenants ou de sorciers. — Une histoire de voleurs? demandait Nicolas. Et les voleurs entraient en scène avec leurs crimes ; il y avait des meurtres, des cris, du sang, des ténèbres. Comment Nicolas n'aurait-il pas tremblé?

Un soir d'hiver, la famille de Nicolas se chauffait autour d'un gigantesque foyer : à l'une des murailles pendait une lampe de fer qui distribuait presque à regret sa lumière blafarde, vacillante. La grand'mère filait, deux voisins caquetaient tout en tressant de la paille, et le petit Nicolas était debout entre les jambes de son père qui fumait sa pipe. — Vous savez, dit l'un des assistants, le pauvre François a perdu sa fille. — On a jeté un sort sur cet homme-là, dit la vieille. — La petite est morte juste huit jours après sa première communion. Ce sera une belle de nuit. — Qu'est-ce donc qu'une belle de nuit? demanda le petit Nicolas. — Ah donc! une belle de nuit c'est une revenante : c'est comme qui dirait un ange en robe blanche qui se montre la nuit entouré de nuages, et portant au front une couronne d'étoiles. — Quand arriva l'heure d'aller se coucher, le pauvre petit Nicolas était frissonnant; son père lui prit les deux mains et les sentit glacées. — Mais il a froid ce pauvre mioche! — Froid à côté du feu, dit la grand'mère! eh bien, par exemple! T'es donc malade, mon petit canard? — Non, bonne maman. — Allons, viens, tu te réchaufferas dans ton lit... — Nicolas obéit sans mot dire. Les récits de la soirée lui bourdonnaient toujours aux oreilles; quand il fut couché et qu'on eut emporté la lumière, son cœur se mit en ébullition. L'enfant d'abord tourna la tête vers la fenêtre, il crut voir deux grands yeux qui le regardaient! Quelques instants après un meuble craqua dans la chambre. Nicolas se ramassa en boule, ses genoux touchaient à son menton. C'est dans cette situation, qu'après trois quarts d'heure de lutte et de cruelles souffrances, le pauvre petit s'endormit.

Cependant voisins et voisines étaient partis : au moment de fermer la porte, le père de Nicolas entendit dans la rue la voix d'un douanier auquel il avait un renseignement à demander. Il l'appela. Le chien du visiteur entra en même temps que son maître et se mit à rôder dans la chaumière sans que personne y fît attention.

Tout à coup on entendit partir de la chambre voisine un cri strident, puis des grincements convulsifs... Le petit peureux ne s'était endormi en quelque sorte que d'un œil : il s'était assoupi juste pour rêver fantôme et revenant, et il avait été réveillé par un bruit étrange, le chien s'était introduit dans la chambre où il couchait. Imaginez-vous ce pauvre enfant, ouvrant les yeux, se trouvant sans lumière et entendant distinctement des bruits de pas... Oh ! il retenait son haleine, il n'osait pas faire le moindre mouvement..... Puis, voilà qu'il sentit ses draps remuer. Enfin, il lui sembla qu'on l'empoignait ! Le chien s'était dressé de toute sa hauteur, et il avait posé ses deux grandes pattes sur le lit.

C'est alors que la peur fit explosion, et elle causa

non pas une attaque de nerfs, non pas de simples convulsions, mais quelque chose de plus terrible... l'épilepsie !

LA PEUR DE LA RAGE.

Un jeune homme, d'une imagination vive, d'une organisation excessivement impressionnable, s'était épris pour un jeune chien, qui ne lui appartenait pas, d'un attachement enfantin. Chaque fois qu'il rencontrait l'animal, il le caressait, lui parlait le langage *ad hoc* et s'amusait à courir avec lui.

Un jour le chien aimé, au milieu de ses courses et contre-courses, arrive droit au jeune homme, d'un bond lui saute en pleine poitrine et le mord légèrement à la main. Le chien est chassé, grondé, et il se retire d'un air triste, la tête basse, la queue entre les jambes ; il tirait même un peu la langue, car la chaleur était intense et l'atmosphère brûlante. Un sinistre soupçon traversa l'imagination du jeune homme. — Quelle démarche ! quel aspect ! se dit-il ; si ce chien était enragé !

Une fois jetée sur une pente de cette nature, l'imagination devait choir et rouler jusqu'au fond de l'abîme. — Oui, se dit le jeune homme, dès qu'il fut rentré chez lui, et en lavant la blessure qui saignait un peu, ce chien était certainement enragé..... cinq jours après cette aventure, les premiers symptômes se déclarent, le pauvre jeune homme est pris de ce singulier frisson qu'on appelle frisson hydrophobique. Sa gorge s'embarrasse, ses membres se tordent, sa poitrine se soulève, rien ne manque au caractère de la maladie. Le patient annonce une soif ardente et entre en furie quand on lui présente de l'eau. Les médecins sont appelés, toute la famille se désole, quand le plus vieux des praticiens consultés demande des nouvelles du chien qui a mordu.—Nous ne l'avons pas vu, docteur, il demeure à trois lieues d'ici. On l'aura tué, bien sûr. — Il est urgent de le savoir.

Et voilà le médecin courant lui-même au logis du chien incriminé. Il trouve l'animal parfaitement bien portant; il l'amène au malade. Le jeune homme était mourant; la vue du chien qu'il croyait enragé et qui va lui lécher les mains, arrêta la prétendue rage, prête à porter son dernier coup. Le malade se tranquillisa, et quatre jours après il était parfaitement guéri.

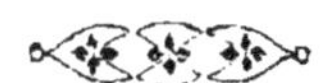

LA POLITESSE EN ACTION.

LA POLITESSE EN ACTION.

PREMIER ENTRETIEN.

Importance et avantages de la politesse.

ALPHONSE, ÉDOUARD, FÉLIX, HILAIRE

ALPHONSE.

Chers amis, nos vacances ne doivent pas être entièrement consacrées aux jeux et à l'amusement. Voici donc ma pensée. Si vous le trouviez bon, nous prendrions chaque jour quelques instants pour repasser les principales choses que nous avons étudiées cette année-ci, surtout les plus importantes, celles qui doivent nous servir dans la société où nous allons entrer en quittant l'école.

ÉDOUARD.

J'y consens, pourvu que ces résumés ne nous prennent pas trop de temps.

FÉLIX,

Je n'y consens, moi aussi, qu'à cette condition.

ALPHONSE.

Soyez tranquilles. Un quart d'heure par jour nous

suffira pour faire ces courtes récapitulations, et puis nous le ferons de la manière la plus agréable : pas de leçons de mémoire, pas de récitation; mais un entretien gai et amusant : libre à chacun de prendre des notes en son particulier.

HILAIRE.

J'approuve votre projet, et je vous promets, mes amis, de n'être pas le moins assidu à vos entretiens.

ALPHONSE.

Nous avons vu, cette année, toutes les branches essentielles de l'instruction primaire ; mais ces connaissances ne suffisent pas pour des enfants qui vont entrer dans le monde.

HILAIRE.

Il est vrai; il faut que cette instruction soit unie à l'éducation.

ALPHONSE.

C'est cela : l'instruction sans l'éducation serait peut-être, pour nous, un présent funeste; toutefois ce n'est pas précisément de l'éducation que je me propose de vous entretenir.

ÉDOUARD.

Où veux-tu nous amener?... Voyons.

ALPHONSE.

Non, ce n'est pas de l'éducation proprement dite, mais d'une branche qui en fait partie et qui la complète. Enfin, tranchons le mot : c'est de la politesse et de la civilité, des usages et des bienséances qu'il nous importe de connaître, au moment où nous allons fréquenter la société.

FÉLIX.

Une revue des règles de la politesse ne me paraît pas fort attrayante.

HILAIRE.

Si elle n'a pas beaucoup d'attrait, elle a son utilité et ses avantages.

FÉLIX.

Jusqu'à un certain point, va voir un peu, si lorsque tu entreras dans une boutique ou dans un atelier, on te demandera si tu connais bien les règles de la bienséance !...

HILAIRE.

Mais sans doute qu'on le demandera, du moins implicitement, et sois bien convaincu que lorsque tu te présenteras pour entrer en apprentissage, dans une maison, à un patron, à un chef d'atelier, la première chose qui préviendra en ta faveur, ce sera la manière dont tu lui parleras, dont tu lui feras ta demande.

FÉLIX.

Il examinera si je suis propre à la profession que je veux embrasser, et voilà tout.

ALPHONSE.

Détrompe-toi ; je pense, moi, comme Hilaire. Si tu l'abordes d'une manière peu respectueuse, que tu lui parles de même, qu'il ne voie en toi aucune bonne façon, aucun savoir-vivre.... il est bien sûr qu'il ne te prendra pas, ou qu'il te fera payer bien cher ton apprentissage, par les conditions qu'il y mettra.

FÉLIX.

Votre langage me paraît un peu exagéré...... Croyez-vous que ce particulier aura une plus haute idée de moi, parce que je me présenterai devant lui en faisant une profonde inclination, et que je lui dirai : Bonjour, monsieur le Patron ; bonjour, monsieur le Bourgeois?... En quoi faites-vous donc consister la politesse, vous autres ?

ALPHONSE.

La politesse, mon ami, consiste à ne rien faire, à ne rien dire que d'obligeant, et à le faire et à le dire avec de bonnes manières ; c'est un lien que la société a établi entre les hommes. Un auteur a dit :

> La politesse est à l'esprit
> Ce que les traits sont au visage ;
> De la bonté du cœur elle est la douce image,
> Et c'est la bonté qu'on chérit.

La politesse, dit un autre auteur, n'est rien autre chose que la bonté et la morale du cœur, mise en pratique. Il n'est point de véritable politesse sans morale, sans bonté, sans bienveillance et sans une certaine sensibilité.

La politesse ou la civilité, que nous considérons ici comme des mots synonymes, n'est autre chose que la morale de l'Évangile mise en pratique. L'apôtre saint Paul nous a donné l'abrégé de la civilité chrétienne, lorsqu'il a dit : « Prévenez-vous par des honnêtetés réciproques ; aimez à exercer l'hospitalité ; consolez ceux qui souffrent ; ne faites pas aux autres ce que vous ne voudriez pas qu'il fût fait à vous-mêmes. Vivez en paix, s'il se peut, avec tout le monde, etc. » Et combien d'autres maximes ne trouvons-nous pas dans l'Évangile, qui sont autant de règles de la politesse et de la bienséance chrétienne !

La politesse embellit le mérite, rehausse toutes les bonnes qualités d'un jeune homme. Voyez le diamant, après qu'il a été travaillé et poli : quel éclat ! quelle beauté ! quelle différence de ce qu'il était lorsqu'on l'a retiré brut de la carrière ! Ainsi en est-il d'un enfant ; eût-il de l'instruction, fût-il enrichi des dons les plus précieux de la nature, s'il est dépourvu de ces dehors engageants, de ces manières honnêtes, polies, gracieuses, toutes les autres qualités, même les plus estimables, seront, pour ainsi dire, perdues et sans prix.

La politesse est, en quelque sorte, plus importante que l'amitié : on peut absolument se passer d'amis, mais on ne peut se passer de société ; et, comme nous l'avons déjà donné à connaître, il n'y a point de société sans politesse.

ÉDOUARD.

Je me souviens que l'on nous a dit encore que la civilité est la base de la civilisation. Elle embellit la morale et la rend aimable ; elle est comparée à une eau courante qui rend lisses et unis les plus durs cailloux. Enfin, si la civilité était bannie de la terre, les hommes descendraient au rang des bêtes.

La vraie politesse exerce une telle influence sur les hommes, qu'elle change quelquefois les cœurs. Voici un petit exemple qui peut le prouver :

Lorsque le pape Clément XIV n'était encore que simple religieux à Bologne, il rencontra, un jour, dans le cloître du couvent, un jeune petit-maître qui lui dit : Mon père, c'est, en vérité, par désœuvrement que je me promène chez vous, car je ne puis souffrir les moines. Peut-être, Monsieur, les supporteriez-vous au réfectoire, lui répliqua le père Ganganelli (nom de famille de ce souverain Pontife) : en ce cas, je vous prie de venir vous rafraîchir. Il accepta l'offre et fut si content des procédés polis et honnêtes du religieux, qu'il revint plusieurs fois le voir, et, à sa persuasion, retourna chez ses parents qu'il fuyait par libertinage.

ALPHONSE.

Je me rappelle aussi un exemple que j'ai lu dans l'histoire, qui vient à l'appui de celui que vous venez de raconter.

Le célèbre Montaigne s'était retiré dans son château de Périgord, pendant les troubles de religion et les guerres civiles qui désolaient notre beau pays au xviᵉ siècle. Un jour un homme se présenta devant les fossés du château, feignant d'être poursuivi par des religionnaires. Montaigne ne soupçonna pas un instant la bonne foi de cet homme, et c'était néanmoins un chef de parti, qui employait ce stratagème pour s'introduire dans le château. Bientôt on vit arriver d'autres cavaliers, qui se disaient camarades du premier; Montaigne les reçut également sans difficulté, par compassion; ceux-ci furent suivis d'autres, en sorte que la cour fut en peu de temps pleine d'hommes et de chevaux. Montaigne s'aperçut alors de la faute qu'il avait faite; mais le mal était sans remède. Il paya de bonne contenance et ne changea rien dans ses manières; il s'empressa de procurer à ses hôtes tout ce dont ils feignaient d'avoir besoin, leur fit distribuer des rafraîchissements, agit envers eux avec tant de cordialité et de politesse, que leur chef, séduit par ses bons procédés, n'eut pas le courage de donner le signal dont il était convenu pour mettre la maison au pillage.

HILAIRE.

C'est parce qu'on ne réfléchit pas à tous les avantages et au prix de la politesse, qu'on voit tant de gens incivils et grossiers.

ÉDOUARD.

On ne pense pas que ce sont ces manières qui font décider de nous, presque toujours, en bien ou en mal.

ALPHONSE.

Sans compter que l'on paie quelquefois bien cher son impolitesse. L'anecdote suivante sert à prouver ce que nous avançons sur cet important sujet :

Henri IV, étant à la chasse, descendit seul, à l'heure de dîner, dans une hôtellerie et demanda à l'hôtesse s'il n'y avait rien qu'on pût lui servir. Elle répondit que non, et qu'il était venu trop tard. Mais le roi, apercevant une broche bien garnie, demanda : Pour qui donc est ce rôti? L'hôtesse répondit qu'il était pour des messieurs, qui étaient en haut, et qu'elle croyait des procureurs. Le monarque, que l'hôtesse prenait pour un simple officier, la prie de monter et de leur dire qu'il venait d'arriver un gentilhomme fort las, qui avait grand'faim, et qui les priait de lui céder un morceau de leur rôti, ou de l'accommoder d'un bout de leur table; bien entendu qu'il paierait son écot. Mais les procureurs refusèrent les deux demandes. « Quant à notre dîner, disaient-ils, il n'y a rien de trop pour nous; et, pour une place à notre table, nous prétendons y être seuls. » Henri IV, choqué de cette réponse insolente, qu'ils firent exprès tout haut, afin qu'il l'entendît, appela tout son monde, parmi lesquels se trouvaient dix à douze seigneurs et M. de Vitry, son capitaine des gardes, auquel il commanda de faire donner les étrivières à ces procureurs, pour les punir de leur grossièreté. L'ordre fut exécuté fort exactement, et les procureurs apprirent à leurs dépens, qu'en manquant aux devoirs qu'impose la civilité, on se nuit plus à soi-même qu'aux autres.

ÉDOUARD.

Mais n'oublions pas que la politesse n'est autre chose que la bonté du cœur, basée sur cette maxime fondamentale de la religion : qu'il ne faut pas faire aux autres ce que nous ne voudrions pas qu'il nous fût fait à nous-mêmes; et les traiter comme nous voudrions être traités.

FÉLIX.

Je m'aperçois qu'Édouard ainsi qu'Alphonse deviendraient, avec le temps, de bons petits moralistes.

ÉDOUARD.

Nous répétons simplement ce que l'on nous a enseigné à l'école.

FÉLIX.

Je le sais.

ÉDOUARD.

Tu as dû y prendre ta part, toi aussi.

FÉLIX.

J'aime la politesse et je suis bien déterminé à la pratiquer autant que je pourrai; mais je veux que ce soit une politesse franche et sincère, qui ait son principe dans le cœur, et non une politesse feinte, hypocrite, basée sur l'étiquette, les usages du monde, qui trop souvent sont faux et trompeurs.

ALPHONSE.

Nous pensons aussi comme toi, à cet égard.

HILAIRE.

Vous auriez pu faire ressortir encore, mes amis, un autre avantage de la politesse et de la civilité; c'est que les égards et les bons procédés que l'on a pour son prochain, sont le meilleur moyen pour

le ramener ou le maintenir dans le bien ; et la politesse, ne fût-elle pas aussi sincère qu'elle doit
l'être, serait encore préférable à la grossièreté qui
rebute tout le monde.

ÉDOUARD.

C'est vrai ; nous sommes portés naturellement à
imiter ceux avec qui nous vivons, et ce proverbe :
Dis-moi qui tu fréquentes, et je te dirai qui tu es,
sera toujours plein de vérité. Il nous importe donc
de ne fréquenter que d'honnêtes gens, polis et
vertueux, si nous voulons l'être nous-mêmes, et
si nous voulons que plus tard ceux avec qui nous
vivons le soient.

HILAIRE.

A ce propos, je me rappelle un trait rapporté par
l'auteur du *Manuel de la bonne compagnie*, qui
vient à l'appui de ce que vous venez de dire, et qui
prouve que l'influence de l'exemple sur les hommes
est beaucoup plus forte et plus contagieuse que les
raisonnements. J'avais un ami d'étude, dit cet auteur, plein de mérite et d'esprit ; ses talents en
médecine lui valurent une place de médecin à
l'hospice des aliénés de Charenton ; deux ans après
j'allai le voir, et il s'empressa de me montrer l'é-
tablissement dans tous ses détails. Il y mit autant
de complaisance que de grâce ; néanmoins dans ses

yeux, dans ses gestes et sa conversation, il me sembla trouver quelque chose d'extraordinaire, d'insolite que je ne lui avais pas vu auparavant.

Un peu plus tard, je le vois arriver chez moi : « Je viens vous voir, me dit-il, et vous rendre ma première visite, car depuis trois jours j'habite Paris. — Comment ! vous avez quitté votre place ! — Oui, et il était temps, car sans cela je serais devenu fou. Je me sentais déjà des sortes d'hallucinations, des excentricités, des pensées qui fort heureusement m'ont donné l'éveil, et j'ai quitté l'hospice. »

Comme sa frayeur me faisait sourire, il ajouta : « Mon cher ami, ne ris pas, car la folie est, comme vous l'affirmeront tous les médecins qui m'ont précédé à Charenton, une maladie contagieuse, et la plupart d'entre eux ont quitté l'établissement pour cette unique raison. » Il est donc vrai que les maladies mentales sont contagieuses, et, comme les vices ne sont autre chose qu'un germe de folie : ne vous étonnez donc pas si tant de jeunes gens bien élevés, pleins de bonnes qualités, se sont perdus si promptement en fréquentant de mauvaises compagnies.

ALPHONSE.

Ecoutez cet exemple rapporté dans l'histoire ancienne; il prouve ce que peut la politesse dans un jeune homme.

Agésilas, roi des Lacédémoniens, était boiteux et d'une taille fort petite; mais ces défauts étaient couverts par les grâces de sa personne et plus encore par la gaieté; il les supportait, et s'en raillait le premier. On peut dire même que ses vices de corps mettaient dans un plus grand jour son courage et son ardeur pour la gloire. Le travail le plus opiniâtre, les entretiens les plus fatigants, il était le premier à les embrasser. Par ses manières polies, officieuses et obligeantes, soutenues d'un mérite supérieur, il se fit un grand crédit, et acquit dans la ville un pouvoir presque absolu, qui alla jusqu'à le rendre suspect à sa patrie. Les Éphores, pour en prévenir les suites, et pour amortir son ambition, le condamnèrent à une amende, alléguant pour toute raison que par ses manières trop gracieuses il s'attachait, à lui seul, les cœurs de tous les citoyens qui appartenaient à la république, et ne devaient être possédés qu'en commun.

ÉDOUARD.

Il faut convenir que la politesse exerce un grand empire sur les cœurs.

HILAIRE.

Les Français surtout se distinguent par cette urbanité. Pour désigner le caractère des principales nations de l'Europe, on disait : Le bon sens allemand, la gaieté espagnole, la finesse italienne, la politesse française. Un lord anglais écrivait à son fils qu'un Français poli par l'éducation est le chef-d'œuvre de l'art et de la nature.

FÉLIX.

Vous n'ignorez pas non plus que la politesse s'étend sur toutes nos actions et sur tous nos devoirs, et qu'il y a bien des efforts à se faire pour la pratiquer comme vous l'entendez.

ÉDOUARD.

Nous n'en doutons point : la politesse basée sur la morale de l'Évangile et la charité, exige que l'on se fasse une violence continuelle, pour ainsi dire, afin de la pratiquer ; mais une bonne volonté triomphe de tout.

ALPHONSE.

La politesse comprend nos devoirs envers Dieu, envers le prochain et envers nous-mêmes, la manière dont nous devons nous conduire dans tous nos rapports d'affaires et de société, et enfin jusqu'à la pureté du langage. C'est là une division assez

naturelle que nous pourrions adopter dans nos petits entretiens.

FÉLIX.

Veux-tu, par hasard, que nos conversations deviennent des études?

ALPHONSE.

Point du tout; nous y suivrons l'ordre que
vous voudrez, et nous leur donnerons la longueur
qu'il vous fera plaisir.

FÉLIX.

Eh bien! mon cher, il ne faut pas oublier que
nous sommes en vacances. Je demande pour aujourd'hui la clôture.

DEUXIÈME ENTRETIEN.

Du lever et du coucher.

ALPHONSE, ÉDOUARD, HILAIRE, FÉLIX.

ALPHONSE.

Mes amis, après nous être entretenus de l'importance et des avantages de la politesse, nous commencerons nos autres entretiens, si vous le trouvez bon, par la première action de la journée, le lever, et pour ne pas revenir sur cette matière, nous dirons aussi quelque chose sur le coucher.

ÉDOUARD.

A merveille, mon cher Alphonse ; je serai enchanté d'entendre parler du lever et du coucher. Du coucher surtout ; car, il ne faut pas vous le dissimuler, il m'est cent fois plus agréable d'aller me coucher et d'aller dormir d'un profond sommeil, que de me lever.

HILAIRE.

Je vous avoue que c'est aussi mon faible, j'aime

beaucoup le sommeil : il est si doux de dormir !...

FÉLIX.

Vous n'êtes pas seuls, mes amis, de ce sentiment. Je connais quelqu'un que vous voudrez bien me dispenser de nommer, qui est tout à fait de votre avis à cet égard.

HILAIRE.

Mais tout le monde, je crois, aime le sommeil; c'est un besoin impérieux, indispensable à l'homme.

FÉLIX.

Dis donc plutôt que c'est un bienfait du Créateur.

HILAIRE.

Le sommeil répare les forces, prévient les maladies, tempère les amertumes et les peines de la vie.

ALPHONSE.

Je suis parfaitement d'accord avec vous sur ce point, mes amis; mais, à votre tour, vous conviendrez avec moi que le sommeil doit être pris dans de certaines conditions, et réglé comme toutes les autres actions de la vie.

FÉLIX.

Que voulez-vous dire par là, je vous prie

ALPHONSE.

Je veux dire, d'abord, que le sommeil ne doit pas être trop prolongé et ne point devenir, pour un enfant, l'occasion de négliger ses devoirs, son instruction, ou de se rendre paresseux.

HILAIRE.

Mais, mon cher, il n'est pas possible de régler le temps du sommeil, comme celui d'une leçon. Si ce temps est un peu long, tant pis.

FÉLIX.

Tant mieux plutôt.

ÉDOUARD.

C'est vrai, un sommeil un peu prolongé ne fait pas de mal.

FÉLIX.

Il fait du bien, au contraire.

ALPHONSE.

J'en conviens ; mais n'oubliez pas en même temps qu'il est utile, à notre âge, de s'habituer à se lever matin.

FÉLIX.

Oui, si cela ne gêne pas trop ; si c'est dans les grands jours d'été, je pense.

ALPHONSE.

N'importe la saison ; il est bon de s'habituer à se lever de bonne heure. Et puis quand l'heure de se lever est arrivée, il ne faut pas imiter certains enfants qui se font appeler vingt fois avant de sortir du lit.

ÉDOUARD.

Il faut l'avouer, il y en a plus d'un qui méritent ce reproche. Je connais un élève, moi, qui était tout à fait dans cette disposition. Sa mère allait l'appeler, il répondait d'une voix inintelligible, en bâillant, se frottant les yeux : « Je vais me lever. » Il soulevait péniblement la tête, et répétait : « Je me lève... » Mais, aussitôt après, il retombait sur son oreiller et reprenait son sommeil. Il était curieux de le voir; on le réveillait de nouveau, et le voilà qui se retournait dans son lit, ainsi que dit le Sage, comme une porte sur ses gonds. On le pressait, il virait de bord, tribord, bâbord; mais ne pouvait s'arracher du lit. D'autres fois, s'il parlait, c'était d'une humeur fâcheuse, chagrine, à faire peur.

HILAIRE.

Cette histoire m'en rappelle une autre. C'est la paresse et la diligence à la barre d'un Gascon. Il y avait à Constance un gentilhomme gascon, nommé Bouac, qui se levait tous les jours fort tard. Comme ses camarades le raillaient de sa paresse : « J'ai, dit-il, tous les matins, un plaidoyer à entendre entre la paresse et la diligence. Celle-ci m'exhorte à me lever pour m'occuper à quelque chose d'utile; l'autre lui soutient qu'il fait fort bon dans un lit bien chaud, et que le repos vaut mieux que le travail :

pendant qu'elles disputent ainsi, je les écoute jusqu'à ce qu'elles soient d'accord, et c'est ce qui fait que je suis si longtemps au lit. »

ÉDOUARD.

Et toi aussi, tu fais comme le Gascon ?

HILAIRE.

Un peu.

FÉLIX.

Tiens, crois-tu qu'il soit bien agréable de voir interrompre son sommeil ?

ALPHONSE.

Il faudrait bien vous persuader, mes amis, que le trop long repos énerve les forces au lieu de les réparer; que le lit est le trône de la mollesse; que l'habitude de rester trop longtemps au lit ne nuit pas seulement au corps et à l'âme, mais aux biens et aux nécessités de la vie : le sommeil et la paresse sont souvent suivis de l'indigence.

FÉLIX.

Décidément, Alphonse a des dispositions à devenir un moraliste distingué.

ALPHONSE.

Mais, encore une fois, le sommeil ne doit-il pas avoir ses bornes ?

HILAIRE.

Nous ne le contestons pas; personne n'ignore

qu'il doit durer depuis le commencement jusqu'à
la fin, ou, si l'on veut, pendant toute la révolution
du cadran.

ALPHONSE.

Pas mal : douze heures de sommeil! voilà un petit repos... Mais tu n'y penses pas, Hilaire; prends-
tu les Français pour des Lapons? Voudrais-tu, par
hasard, rappeler l'habitude des marmottes?

HILAIRE.

Non, assurément; je veux seulement faire une
bonne nuit.

ÉDOUARD.

Il faut convenir que c'est un peu trop. Moi, j'ai
entendu dire, par des médecins, que l'on peut
bien dormir jusqu'à douze heures, et quelquefois
quinze.

HILAIRE.

Vous voyez que j'ai un peu raison de soutenir
qu'on peut laisser faire le tour du cadran dans son
lit.

ALPHONSE.

Oui, sans doute, quand il y a quelque cause de
maladie ou que l'on a été excessivement fatigué;
mais en temps ordinaire, lorsqu'on se porte bien,
le plus grand nombre des médecins, comme des
moralistes, vous diront que huit à neuf heures de

10

sommeil suffisent pour les enfants; sept heures environ pour les grandes personnes.

HILAIRE.

Je vois bien que vous voulez à tout prix nous faire lever avant le jour; c'est bien matin.

ALPHONSE.

Il nous suffit, au surplus, d'indiquer la durée du sommeil; mais il ne faut pas perdre de vue que l'homme, en quelque condition qu'il soit, est né pour le travail, et que la lumière du jour ne reparaît à ses yeux que pour l'y rappeler.

ÉDOUARD.

En tout cas, je sais bien ce que je ferai, moi, pour me lever un peu plus matin; j'irai me coucher de bonne heure.

ALPHONSE.

Votre conduite sera louable, Édouard : par ce moyen vous ne ressemblerez pas à ces enfants indolents, paresseux, qui volontiers, comme ces chats gâtés, aimeraient mieux dormir au foyer que de se faire violence pour aller au lit.

ÉDOUARD.

Pour moi, je suis bien disposé à profiter de ces avis. J'ai entendu dire aussi que l'on ne doit pas s'accoutumer à coucher dans un lit trop mollet, et à ne pas se couvrir trop chaudement. Que pensez-vous de ces conseils?

Ce sont des préceptes d'hygiène qu'il est bon d'observer pour s'habituer à se trouver bien partout, et fortifier sa constitution. Mais ce n'est pas tout, mes amis, de se coucher et de se lever à une heure convenable, il faut encore sanctifier ces deux actions; et, à cet effet, aussitôt que l'on est éveillé, il faut élever son cœur à Dieu par quelques courtes prières vocales ou mentales, et puis s'habiller promptement et modestement, faire la prière du matin, à genoux autant que possible, et devant un crucifix ou quelque image de piété.

Un enfant chrétien ne manque pas non plus de faire la prière du soir avant d'aller se coucher.

Pensez-vous que cette prière puisse se faire en s'habillant ou en se déshabillant?

On doit prier Dieu dans une posture convenable et la plus respectueuse, à moins que des raisons particulières, comme maladies, indispositions, n'obligent à le faire autrement.

Moi, j'ai connu un élève qui n'avait pas d'occupation plus pressante, après s'être levé, que d'aller demander à déjeuner, souvent même vous l'auriez vu courir dans la maison ou dans la rue sans être entièrement habillé.

ALPHONSE.

Toutes ces choses sont très-inconvenantes. On regarde comme gens sans éducation ceux qui s'habillent ou se déshabillent en présence de quelqu'un, lorsqu'ils peuvent faire autrement. La raison et la bienséance dictent à chacun que tout doit être fait dans l'ordre et avec modestie. Les jeunes enfants de même, dès que l'âge le leur permet, doivent s'habiller seuls. Voici, mes amis, un petit exemple à ce sujet :

C'est du jeune Louis de Gonzague, ce beau modèle de la jeunesse, que je veux vous parler.

Lorsqu'il était encore tout jeune, ses parents, qui étaient des princes, voulaient qu'une bonne ou des domestiques lui aidassent à s'habiller : ce saint enfant les remerciait poliment de leurs services, et ne voulait être assisté de personne, de peur de manquer tant soit peu à la modestie.

ÉDOUARD.

A propos, les enfants, après leur lever ou avant leur coucher, n'ont-ils pas encore quelque devoir à remplir ?

ALPHONSE.

Dans ces deux circonstances, ils doivent aller saluer leurs parents, ou ceux qui leur en tiennent la place. Le respect envers les auteurs de leurs jours ne saurait trop se manifester. Dans des pays tout voisins de la France, les enfants ne vont même jamais se coucher, le soir, sans demander à genoux la bénédiction à leurs parents.

ÉDOUARD.

On ne peut que louer cette pratique, si conforme à la nature et à la religion. Chacun de nous s'étudiera à relever par des motifs chrétiens le repos nécessaire au rétablissement de ses forces, sans quoi, dans cette action, nous n'aurions rien que de commun avec les animaux, au-dessus desquels nous devons toujours nous tenir par les lumières de la raison, et surtout par le sentiment de la foi.

TROISIÈME ENTRETIEN.

Du maintien.

———

ALPHONSE, ROBERT, ÉDOUARD, JÉROME, FÉLIX.

ALPHONSE.

C'est du maintien que nous allons nous entretenir aujourd'hui, mes amis; nous avons bien des choses à dire là-dessus, et des choses bien importantes.

ROBERT.

Voyons, voyons, monsieur Alphonse ! Que voulez-vous nous dire par là, s'il vous plaît? Est-ce que nos conversations ne doivent pas continuer de rouler sur la civilité et la politesse ?

ALPHONSE.

Si, et c'est justement d'une partie essentielle de la civilité que nous voulons parler.

ROBERT.

Bon! Nous allons entendre les choses admirables que vous nous direz.

ÉDOUARD.

Vous allez nous enchanter et nous ravir tous.

ALPHONSE.

Pas de plaisanterie, Messieurs. Oui, je le répète, c'est le maintien, la pose, l'attitude du corps que nous proposons pour sujet de cet entretien; et ce sujet est des plus utiles.

ROBERT.

Nous n'en doutons pas; il vous reste seulement à nous le prouver, et à nous expliquer ce que vous entendez par maintien, attitude, pose du corps, manière de se tenir et de se conduire.

ALPHONSE.

Ce n'est pas ce qui nous embarrasse; un peu de patience, je vous prie. Savez-vous bien que c'est au maintien, au ton, à la démarche que l'on connaît le plus souvent et que l'on juge un homme, nous le prouverons tout à l'heure par des exemples.

Le maintien est l'expression du caractère et du sentiment de l'âme. Le maintien honnête annonce l'honnêteté des mœurs, il contribue à la santé et à la grâce.

JÉRÔME.

Pour moi, je pense de même, et je dis que l'enfance est l'âge le plus convenable pour acquérir un maintien décent, se former aux bonnes habitudes. Que de motifs, chers amis, de nous attacher à acquérir un maintien honnête et décent! Nous conserverons toute notre vie les habitudes de notre enfance : que ne devons-nous pas faire à cet âge pour n'en contracter que de bonnes!

ROBERT.

Je vois que M. Alphonse serait un excellent professeur de maintien; vous allez voir qu'il va bientôt nous dire, comme les maîtres de danse : Marchez les pieds en dehors, arrondissez les bras avec grâce...

ALPHONSE.

Non, je ne vous dirai pas : Marchez les pieds en dehors; mais je vous dirai : Ne marchez pas les pieds en dedans, vous ressembleriez à des canards; ne vous dandinez pas comme un marchand de contre-marques endimanché; ne riez pas aux éclats, on vous prendrait pour un échappé des Petites-Maisons. Mais avant d'aller plus loin, il faut mettre un peu d'ordre dans le portrait que nous commençons de l'enfant sans tenue, mal élevé. J'aime à croire, mes chers condisciples, que je ne serai pas seul à faire les frais de l'entretien.

ÉDOUARD.

Soyez tranquille, vous pouvez compter sur notre concours; pour ma part, je vous signalerai bien des fautes contre cette règle de civilité.

FÉLIX.

J'en ai beaucoup, moi aussi; vous savez que mon

office à l'école a été assez longtemps de recueillir
les notes de ceux qui commettaient quelque impolitesse : la moisson n'a été que trop abondante.

ALPHONSE.

C'est possible : raison de plus pour en faire le sujet
de notre examen. Le maintien, comme vous le
savez, regarde toutes les parties du corps : la tête,
le visage, les yeux, les bras, les jambes, etc.

FÉLIX.

Entendu.

ÉDOUARD.

Je crois que ce que nous devons d'abord éviter
dans le maintien, c'est la nonchalance, qui annonce
de la paresse, de la bassesse dans les sentiments,
et l'oubli des convenances.

ROBERT.

Est-ce que vous croyez, par hasard, que nous de-
vions composer notre maintien de telle sorte que
nous ressemblions à des machines ; qu'il faille mettre
le corps à la gêne, donner à nos mouvements un air
guindé, embarrassé, emprunté au point d'en devenir ridicules, godiches ! Allons donc ! un peu de
ton et de liberté ne gâte rien.

ALPHONSE.

Le maintien doit être naturel, aisé ; mais on doit
éviter avec soin l'affectation, la fierté et l'arrogance.

ÉDOUARD.

Oh! bien ! ce n'est pas par trop de retenue et de modestie que pèche M. Sans - Gêne, dont je vais vous parler. Et vous comprenez que M. Sans-Gêne n'est pas seul dans l'école ni dans la société. Jamais cet élève n'a une attitude convenable : il est dans une agitation perpétuelle, comme une marionnette ; il remue la tête, les pieds, les mains, il fait des gestes en tous sens ; vous diriez qu'il veut faire concurrence aux télégraphes aériens ; tantôt il se tourne sur sa chaise et regarde par derrière, tantôt il replie les jambes, met les pieds sur les barreaux, élève les genoux et les serre dans ses bras. Que dirai-je ? Tout cela se modifie avec un agrément toujours nouveau : voici une jambe qui s'allonge, qui se resserre, qui passe à droite, puis à gauche, avec un pied tourné, contourné, retourné ; puis, voilà un bras, deux bras, qui s'élèvent, qui s'abaissent, qui se croisent, qui s'étendent, avec des mains qui se crispent, qui se joignent, qui se séparent, tandis que la tête, les cheveux, les yeux, la bouche exé-cutent des mouvements qui répondent à la mobilité du petit personnage. La langue ne suffit pas à ren-dre cette fécondité d'extravagances.

S'il a quelqu'un devant lui, il met les pieds sur le derrière de sa chaise, et lui donne continuellement des secousses; s'il est placé avec plusieurs personnes sur une estrade ou sur un banc, il donne à la jambe un certain mouvement de va-et-vient qui fait sautiller tous ses voisins; ou bien, il bat la mesure avec le pied; il imite les roulements des tambours avec les doigts; il se frotte les mains avec bruit; il siffle entre les dents; il ne s'aperçoit pas qu'il est insupportable.

FÉLIX.

Tu n'es pas encore au bout, mon cher Édouard; il faut voir cet enfant lorsqu'il est assis : il ne peut demeurer en repos; il se balance sur sa chaise de manière à faire craindre qu'il ne tombe, et à donner des impressions nerveuses à ceux qui le regardent.

Pour se distraire, il joue avec son chapeau, le tourne, le retourne, l'épluche, entortille dans ses doigts quelques cordons ou le coin de son mouchoir, jusqu'à ce qu'un chat ou un petit chien vienne à passer, et absorbe, pour ainsi dire, toute son attention.

S'il est près d'une table, il écrit dessus avec les ongles; s'il est près d'un mur, il le dégrade avec les doigts ou avec le pied; s'il peut s'emparer de quelques objets de curiosité, il en défait les pièces, les laisse tomber et les brise.

ROBERT.

Voilà votre tableau qui paraît déjà un peu chargé, vous allez bientôt finir, je pense.

FÉLIX.

Ce n'est encore qu'une ébauche ! En marchant, cet enfant mal élevé agite ses bras comme s'il criblait du blé ; il a quelquefois l'air d'un fou, il gesticule, il parle seul, il s'arrête, il accélère sa marche, il se trompe de chemin, il ne sait plus où il est, il demande des renseignements qui font rire de lui. Par le chemin, il heurte les passants, marche sur les chiens couchés près des bornes, et fait crier gens et bêtes contre sa maladresse. Quelquefois il lui arrive des aventures aussi singulières que celle-ci :

On m'a cité un élève qui s'en allait fort préoccupé dans une rue, tandis qu'un âne chargé venait à sa rencontre fort tranquillement. Ils ne se doutaient de rien ni l'un ni l'autre, quand l'élève embrassa tout à coup la tête de l'incivil animal qui avait eu le tort de ne pas se déranger. Nous serions trop longs si nous voulions raconter toutes les fautes contre le maintien que commet un enfant étourdi et mal élevé.

ALPHONSE.

La liste en serait fort longue ; mais au moins devons-nous faire remarquer les plus ordinaires, afin que ceux d'entre nous qui pourraient les commettre, puissent s'en préserver ou s'en corriger.

ÉDOUARD.

Vous avez raison : permettez donc que je vous fasse l'énumération encore de quelques autres défauts les plus ordinaires contre le maintien.

L'enfant qui ne s'observe pas fait des grimaces de toute espèce : il penche la tête de côté, la jette en arrière, l'enfonce dans ses épaules, porte le nez en l'air : il tire continuellement la langue; il tourne la bouche tantôt d'un côté, tantôt de l'autre.

JÉRÔME.

Puisque vous parlez de la bouche, laissez-moi vous citer, je vous prie, une observation que fait un auteur là-dessus. « Il importe fort peu, dit-il, qu'on ait une petite ou grande bouche ; et, comme il n'y a pas moyen de changer celle que la nature nous a donnée, il faut sagement prendre son parti à cet égard, attendu surtout qu'en pareil cas c'est toujours le fond qui emporte la forme. Il est souverainement ridicule de vouloir se faire une petite bouche en parlant : c'est la grimace la plus insupportable qui puisse dénaturer une physionomie. Quand on apprend une nouvelle extraordinaire, il est assez naturel qu'on ouvre la bouche d'où sort quelque exclamation de surprise, telles que *ah! oh!* Alors il faut bien s'observer de manière à ne pas laisser voir l'intérieur de la maison, avec les dents, la mâchoire, la langue et autres accessoires. Il vaut toujours mieux rire du bout des lèvres que de les entr'ouvrir pour laisser passer les sons bruyants d'une grosse gaîté. Quand on écoute un récit qui intéresse ou qui amuse, il faut bien se garder d'avoir la bouche béante ; les idiots ne la ferment jamais, c'est de règle. Porter la bouche de côté pour se donner l'air original, la resserrer pour se la rendre petite, imprimer à ses lèvres un tremblement, des mouvements convulsifs, lorsqu'on raconte ou qu'on lit quelque chose de sombre ou de terrible, ce sont là des défauts choquants et des grimaces insupportables.

ÉDOUARD.

Je reprends. L'enfant qui n'a pas de maintien, lève ou baisse ses sourcils, et agite à chaque instant ses paupières ; il enfle ses joues, et souffle ensuite ; il retire ses narines, ride son nez ou son front ; il mord ses lèvres, et cligne les yeux ; il se fait un gros dos, tient les épaules de travers, et en baisse l'une plus que l'autre. Lorsqu'il est debout, il se penche, tantôt d'un côté, tantôt d'un autre, et se courbe comme un vieillard qui ne peut plus se soutenir ; il avance la main ou le bras devant quelqu'un sans lui en faire des excuses. Quand il est assis, il se tourne de tous côtés et ressemble à un malade qui a la fièvre ; il se gratte l'oreille et se frotte le front, lorsqu'il va parler.

ROBERT.

· Mais encore une fois, voulez-vous que nous soyons comme des automates et nous forcer à marcher d'un air modeste, les yeux baissés et avec la gravité d'un Caton?... Nous marcherons avec assurance, le front levé et le corps droit.

ALPHONSE.

Soit ; mais évitez, si vous ne voulez passer pour un jeune homme étourdi et sans éducation, les défauts dont nous venons de parler.

ROBERT.

Nous profiterons de vos excellentes morales, veuillez bien seulement ne pas trop les prolonger.

ALPHONSE.

Encore un peu de patience, et nous finissons.

FÉLIX.

Ah çà ! est-ce que M. Jérôme est muet aujourd'hui, ou notre entretien le fatigue-t-il ? c'est à peine s'il a ouvert la bouche une ou deux fois.

JÉRÔME.

Je garde le silence, parce qu'il est plus profitable pour moi, mes amis, de vous écouter que de parler.

ALPHONSE.

Point de compliments. Allons ; tu nous diras

bien quelque chose, à ton tour, sur le maintien?

JÉRÔME.

Vous en avez déjà dit beaucoup, vous autres; mais le sujet est si vaste !... Si vous voulez, je vous raconterai une petite histoire qui vient assez à l'appui de ce que nous a dit notre ami Alphonse, savoir : que l'on connaît le caractère d'un jeune homme aux traits de sa physionomie, et que l'on peut prédire avec quelque certitude ce qu'il sera dans la suite.

Saint Grégoire de Nazianze et saint Basile, étant au collége avec Julien, que plus tard on surnomma l'Apostat, remarquèrent dans cet élève une tenue et des manières qui n'annonçaient rien de bon pour l'avenir : « Il portait, nous disent-ils, la tête haute et fière, remuait sans cesse les épaules, fronçait les sourcils, promenait ses yeux avec rapidité sur toute espèce d'objets avec un regard farouche, ne pouvait tenir ses pieds en repos, enflait ou retirait les joues ou les narines en signe de colère ou de mépris, riait à gorge déployée, accordait ou refusait une chose d'un moment à l'autre, parlait avec précipitation, faisait des interrogations et des réponses hors de propos. A la vue d'un tel maintien, nous avons dit avec certitude que l'Empire romain nourrissait un monstre dans son sein. » Le mal que ce malheureux prince fit plus tard à la religion et à l'État, n'a que trop justifié la prédiction de saint Grégoire et de saint Basile.

ALPHONSE.

Vous le voyez, mes amis, le maintien, la contenance d'un élève indique presque toujours ce qu'il sera à l'avenir. Les yeux surtout réveillent les agitations et les divers mouvements du cœur; ainsi reconnaît-on l'homme faux, hypocrite, au soin qu'il prend de ne pas regarder son interlocuteur. Froncer les sourcils est souvent un signe de colère, de fierté ou de mépris, comme nous l'avons déjà fait observer.

ROBERT.

Vraiment oui, vous allez nous condamner, monsieur Alphonse, à avoir toujours les yeux baissés, ou à les ouvrir comme des portes cochères sur les personnes avec qui nous converserons. Nous prenez vous pour des sots ou des niais?

ALPHONSE.

Pas le moins du monde; nous vous ferons remarquer seulement que l'excès serait blâmable dans l'un ou dans l'autre cas; mais nous disons que sans affecter de l'effronterie, il ne faut pas craindre de laisser lire dans vos yeux la vérité de vos paroles.

FÉLIX.

Et que dites-vous de ceux qui portent leurs doigts

dans leurs cheveux, au nez, dans les oreilles, etc. ? Est-ce que ces habitudes ne vous paraissent pas inconvenantes ?

JÉRÔME.

Très-inconvenantes, très-contraires au maintien et à la propreté. Voici la recommandation que mon père m'a faite bien des fois à cet égard.

Tu as remarqué, mon fils, me disait-il, le père Chambon qui vient ici avec un nez monstrueux, et dont bien des enfants, peu polis, se plaisent à rire en disant qu'il possède pour un nez un pied de marmite. Eh bien ! n'en doute pas, c'est parce que ce Monsieur, étant enfant, avait la coutume de porter les doigts dans son nez, et c'est par là qu'il a fini par l'arrondir et le rendre si difforme. Evite donc cette vilaine habitude, de peur de lui ressembler un jour.

ÉDOUARD.

Vous n'avez rien dit encore de ceux qui en se mouchant semblent sonner de la trompette, et de ceux qui éternuent avec tant de bruit, qu'ils ébranlent les appartements où ils sont.

JÉRÔME.

Nous n'en finirions pas, si nous voulions relever toutes les fautes contre le maintien ; un volume entier ne suffirait pas : il a donc fallu, pour ne pas outre-passer les limites que nous nous sommes prescrites, nous borner aux principales, que nous venons d'énumérer brièvement.

Cependant, avant d'abandonner ce sujet, il ne sera pas hors de propos de vous présenter deux modèles de mauvaises contenances.

L'un est un fashionable qui a la tête roide, l'air emprunté, le jarret tendu, qui tremble de déranger la symétrie de sa cravate, de faire grimacer son pantalon, la manche ou le collet de son habit; on le reconnaît à sa mise tirée à quatre épingles, à sa chevelure bouclée, à ses moustaches, quand il en a, roides comme celles d'un chat en colère.

L'autre est un lourd personnage, tout d'une pièce, qui tient les pieds rapprochés et posés sur le barreau de sa chaise, les mains écartées sur les genoux, qui a les épaules affaissées et la bouche à demi béante. Je vous laisse à choisir entre ces deux caricatures.

ALPHONSE.

Nous pourrions ajouter à tout ce que nous avons dit, que le maintien d'un élève, d'un jeune homme, doit être en parfaite harmonie avec la situation, l'âge et l'esprit des personnes avec lesquelles il se trouve; mais cet entretien commence à être long, nous ne nous étendrons pas davantage sur cet important sujet, et, si vous l'avez pour agréable, nous clorons ici notre séance.

QUATRIÈME ENTRETIEN.

Sur la propreté.

PAULIN, FRANÇOIS, MORIN, JULIEN, ALFRED.

PAULIN.

Peut-être n'avez-vous jamais pensé, mes amis, que propreté est une vertu, et une vertu qui fait partie de la civilité, une vertu qu'il importe beaucoup aux enfants de pratiquer.

FRANÇOIS.

A ton point de vue peut-être ; mais c'est ce qui reste à prouver : d'ailleurs cela dépend beaucoup de la manière de la considérer et de la définir.

MORIN.

Il me semble qu'avant de poser si solennellement des principes, il faut être bien à même de les soutenir, et de prouver qu'ils sont vrais.

PAULIN.

Soyez tranquilles, ce n'est pas ce qui nous embarrasse. Dites-moi, je vous prie, n'avons-nous pas dit

dans nos premiers entretiens que la civilité et la politesse ont pour objet de plaire à ses semblables, de
leur faire plaisir, et de ne rien faire qui puisse leur
occasionner quelque peine ? or, par la malpropreté,
on ne peut que leur déplaire et se rendre méprisable soi-même. Nous avons donc eu raison de dire
que la propreté fait partie des règles, des convenances et des bienséances sociales.

MORIN.

Vous allez bien loin ; vous nous direz bientôt que
ceux qui ne sont pas propres en leur personne, à un
certain degré, sont des hommes incivils, mal élevés.

PAULIN.

Évidemment, d'après le principe que nous avons
posé.

MORIN.

Erreur ! mon cher, erreur !

PAULIN.

Il n'y a point d'erreur.

MORIN.

Au fait... Peux-tu ignorer qu'il n'y ait dans la société une foule de professions où il serait bien difficile
de pratiquer la propreté comme tu l'entends ? Oserais-
tu cependant condamner les hommes honorables qui
exercent ces états, comme hommes incivils, impolis ?
Allons donc ! c'est de la plaisanterie que vos règles

de bienséance. Ton raisonnement n'a rien de sérieux, ni de fondé ; je ne m'arrêterai pas même à le réfuter ; chacun peut être propre selon l'état qu'il exerce ; l'état non plus que la pauvreté ne sont point incompatibles avec l'ordre, la décence et la propreté.

FRANÇOIS.

Moi, j'ai entendu dire que la propreté a encore d'autres avantages pour l'ordre.

PAULIN.

Elle en a beaucoup. La propreté ne contribue pas seulement à rendre l'homme poli ; elle influe beaucoup sur la conservation de la santé, du bien-être, et ce qui est plus encore, sur la pureté du cœur. Quiconque s'habitue à être propre dans les choses extérieures désirera aussi la pureté du cœur, et tâchera de se la procurer.

JULIEN.

C'est vrai, l'enfant habitué de bonne heure à la propreté, tiendra un jour tout propre et tout en ordre dans ses affaires ; il évitera plusieurs dommages que cause le défaut de propreté. Savez-vous que le médecin est souvent appelé dans les maisons où règne la malpropreté.

PAULIN.

Nous avons donc raison de dire que la propreté est une vertu précieuse sous le rapport même hygiénique, en ce qu'elle contribue à la conservation de la santé qui est le premier des biens, et le plus nécessaire à l'homme pour l'accomplissement de ses devoirs.

MORIN.

Allons, Messieurs, bientôt vous allez nous convaincre que la propreté est la vertu par excellence, qu'elle est indispensable ; tout ceci est simplement, avouez-le, de l'exagération et du verbiage.

PAULIN.

Quoi ! de l'exagération ! du verbiage ! lorsque les faits parlent plus haut que nos paroles ; permettez-moi de vous le dire, c'est vous qui n'êtes pas dans le vrai, pour ne rien dire de plus.

MORIN.

Eh bien ! voyons encore.... En quoi faites-vous consister la propreté ?

PAULIN.

En deux points principaux : aux soins qui regardent le corps et les vêtements ; et de plus, aux actions de malpropreté que l'on doit éviter dans certaines circonstances.

ALFRED.

Pour mettre de l'ordre et de la clarté dans notre entretien, il convient de considérer la propreté en ce

qui regarde le corps, les vêtements, et sa pratique
à l'égard du prochain.

JULIEN.

Je le désire aussi.

PAULIN.

Soit. En conséquence, nous dirons que la propreté
regarde généralement toutes les parties du corps : la
tête, les cheveux, le visage, la bouche, les oreilles,
les mains, les pieds, etc.

FRANÇOIS.

En ce cas, moi, je pourrais vous parler d'un élève
qui laisse bien à désirer. Il y a bien quelque chose à
dire sur sa chevelure : vous le prendriez pour un petit
sauvage; je ne crois pas qu'il y ait de Bas-Bretons
dont la chevelure soit plus longue, plus négligée et
plus mal peignée que la sienne. Heureux s'il n'y a
pas quelque gibier dans cette forêt.....

MORIN.

Une observation, s'il vous plaît. Croyez-vous qu'il
soit beaucoup plus propre et plus beau à un jeune
homme d'avoir des cheveux bien peignés, frisés,
poudrés, bien adonisés, bien bouclés, enjolivés,
représentant toute espèce de formes bizarres et ridicules? Nous ne voulons pas ressembler à des Hot-
tentots. Voudriez-vous par hasard nous soumettre à

la mode bizarre d'encrasser sa tête avec de la pommade, de la saupoudrer ensuite avec de l'amidon?

FRANÇOIS.

Et que pensez-vous aussi de ceux qui laissent croître leur barbe à la manière des boucs ou en forme de crocs, comme les chats en colère? Et ceux qui laissent pousser leurs ongles comme les griffes des oiseaux de proie?

MORIN.

Mais je crois que c'est un peu la mode aujourd'hui ; en ce cas, vous n'avez rien à dire. Si l'on doit laisser croître les ongles, il ne sera pas plus permis de se peigner, de se nettoyer les oreilles, les dents, la bouche : ce sont là autant d'infractions aux lois de la nature. Et si nous voulions nous observer scrupuleusement, elle ne nous permettrait point de greffer les arbres fruitiers, ni de fumer les potagers. Voyez où nous mèneraient vos modes : l'homme doit faire ce qu'il reconnaît pour salubre, pour commode selon les conseils de la raison.

ALFRED.

Se ronger les ongles avec les dents n'est pas seulement une inconvenance, une malpropreté, c'est encore une habitude dangereuse. Le trait suivant va vous le prouver. « J'ai connu beaucoup d'enfants, dit un auteur, qui avaient la déplorable habitude de se ronger les ongles. Quel plaisir peuvent-ils donc trouver à cette manie qui, sans parler de la malpropreté, peut avoir de funestes résultats? Voyez ces enfants qui ont les ongles rongés jusqu'à la chair; leurs petits doigts sont rougis, le sang est prêt à partir; aussi n'osent-ils pas se laver convenablement les mains, car cette opération est pour eux fort douloureuse. En second lieu, par suite de cette déplorable coutume, leur santé s'altère, et souvent on les voit tomber sérieusement malades. Un enfant avait la mauvaise habitude que je signale, il se rongeait les ongles à chaque instant du jour. Ses parents avaient tout fait pour l'en corriger : ils l'avaient réprimandé sévèrement; lui avaient mis du jus de coloquinte, substance forte et amère, au bout des doigts; rien n'avait fait. Le malheureux enfant faisait la grimace, et, vaincu par la force de l'habitude, il n'en rongeait pas moins ses ongles. Mais un beau jour il advint qu'il fut pris d'une petite toux sèche, que ses yeux se creusèrent, et que, malgré les soins et les attentions de ses parents, il tomba malade. Le médecin reconnut avec chagrin que la poitrine du pauvre enfant commençait à s'attaquer gravement, et déclara que c'était à la coutume qu'il avait de ronger ses ongles qu'on devait attribuer sa maladie. Cette déclaration, que le petit malade entendit, produisit sur lui un tel effet que, dès lors, il se corrigea, et grâce à des soins et à des précautions de chaque jour, la santé lui revint.

PAULIN.

L'enfant malpropre n'a pas soin de sa bouche, ce qui est cause que son haleine est mauvaise, insupportable ; il la ratisse avec ses doigts, il y met tout ce qu'il a dans ses mains, une plume, une fleur, du papier, etc.

JULIEN.

Je connais un certain élève qui a toujours la bouche béante, il affecte de l'avoir tantôt grande, tantôt petite, de travers, et toujours elle est malpropre, barbouillée.

MORIN.

Les idiots ne ferment jamais la bouche, c'est de règle chez eux.

ALFRED.

Dans combien d'autres cas, l'enfant qui ne veille pas sur soi, manque-t-il à la propreté ! il bâille sans détourner le visage, ni porter la main à la bouche ; il ôte avec sa salive les taches de ses mains ; il s'arrache des cheveux, les boutons du visage ; il porte souvent les doigts dans son nez, il les essuie ensuite aux meubles, ou à son pantalon, car il lui serait trop pénible de tirer son mouchoir de sa poche ; il ne le fait même pas quand il serait temps de se moucher : il trouve plus commode de se passer légèrement l'index ou sa manche sous le nez, et puis de compléter l'opération par un reniflement énergique. Ce n'est qu'après avoir reniflé vingt fois, quand il est trop malpropre, qu'il se résout à tirer de sa poche un coin de son mouchoir ; alors il penche la tête, se frotte et se barbouille un peu le bout du nez, puis recommence à renifler.

JULIEN.

S'il a besoin de cracher, il ne le fait pas dans son mouchoir, mais sur le plancher, dans le feu, par la fenêtre, et après s'être éraillé de manière à soulever le cœur de la compagnie ; quand il voit quelque chose de malpropre, il n'a rien de si pressé que de le montrer aux autres : voyez ! voyez ! Il approche son nez de quelque chose qui sent mauvais, et s'écrie : Ah ! que cela pue ! Tout ce qui lui appartient n'annonce pas plus d'ordre et de propreté. Ouvrez son pupitre, à l'école : vous le prendriez pour la boîte aux chiffons de papier, tout y est à l'envers ; ses livres ont perdu une partie de leur couverture, les coins des feuillets sont frisés et la plupart des pages, surtout les premières, sont ornées de dessins à la plume, d'un goût de polichinelle. Ici vous remarquez des caricatures ; tantôt un cheval, un petit chien, tantôt une potence et un petit bonhomme pendu. Ce livre est couvert d'inscriptions et d'illustrations d'un nouveau genre. Les cahiers sont tout papillotés, enrichis d'arabesques, écrits de coin en coin dans tous les sens, et de tous les genres d'écriture : n'espérez pas déchiffrer ces hiéroglyphes ; il n'y a que l'auteur qui puisse les deviner.

FRANÇOIS.

Puisque vous citez des exemples d'ordre et de propreté, il m'est facile d'ajouter quelque chose à votre tableau. C'est au repas qu'il faut voir cet enfant malpropre. Sa place se reconnaît au pain qu'il a émietté, comme pour des moineaux ; aux taches qu'a faites sa fourchette ou son couteau. Dans tout son petit arrondissement, les placards de différentes couleurs attestent sa maladresse en même temps que la diversité des sauces qu'il a pu savourer.

Je ne parle pas de sa serviette, elle était destinée à ces outrages ; mais n'y jetez pas les yeux.

Cet enfant ne songe jamais à se laver les mains avant de se mettre à table ; et, malgré cela, il manie le pain, les assiettes, les couverts, comme si rien n'était. En mangeant, il met souvent ses doigts dans la sauce, et si vous le priez de vous passer du pain, un couvert, ou un autre objet, il le saisit sans s'essuyer. S'il partage quelque chose avec vous, il se sert pour cela de sa fourchette ou de sa cuiller qu'il a léchée ; il souffle quelquefois sur ce qu'il va vous offrir, comme si son haleine était propre à vous donner de l'appétit ; il se lèche les doigts quand il y voit de la graisse qu'il aime ; mord son pain avec les dents dans tous les sens, de manière à en faire un crouton sale et informe. Vous le verrez quelquefois, avec la même facilité, mordre un fruit, ou en enlever une partie avec les dents, et présenter ensuite l'autre partie, et quelquefois la même qu'il aura détachée, à son camarade.

PAULIN.

S'il porte un os à sa bouche, il se barbouille tout le visage et en rit ; ce qu'il y a de particulier, c'est que si vous faites remarquer à cet enfant que ses mains, ses manches, son couvert, son verre, tout ce qu'il touche est ruisselant de graisse, il en rit encore ; n'est-ce pas fort plaisant ?

ALFRED.

Ce n'est pas seulement à table qu'il est malpropre ; dès son enfance il aimait à se rouler dans la poussière, il portait sans honte des habits sales, troués et déchirés ; sa chemise et sa cravate ridiculement mises ; son gilet et son pantatalon à demi boutonnés ; ses bas sur ses talons, et les cordons de ses souliers toujours dénoués. Il paraissait misérable et déguenillé, même avec des habits neufs. Des taches de graisse, de boue, d'encre dont sa petite personne est mouchetée, de la tête aux pieds, ne lui donnent aucun souci. Dans la chambre où il couche, même désordre, même saleté : ses habits sont éparpillés sur le lit, sur les chaises, sur tous les meubles.

MORIN.

Il est commode, à vous, messieurs, de faire de belles théories sur la propreté des vêtements ; mais quand on est pauvre, l'on fait comme on peut.

PAULIN.

La pauvreté n'a jamais été incompatible avec la propreté. On peut avoir de beaux, de riches habits, et être mis malproprement ; comme aussi avec des habits usés, des étoffes grossières, être propre et en état de paraître convenablement.

MORIN.

Comment ! quand la chaleur sera si excessive qu'on en sera incommodé, il ne sera pas permis même de se mettre un peu à l'aise, crainte de manquer à la propreté ou à la décence !

JULIEN.

Non, dans la chaleur même ; il serait malpropre et indécent de paraître les jambes nues, la poitrine et le cou découverts. Enfin, nous n'en finirions pas, si nous voulions rappeler tous les défauts contre la propreté.

FRANÇOIS.

Vous me permettrez, avant de finir notre entretien, de vous raconter une histoire qui résume tout ce que nous venons de dire.

ALFRED.

Allons ! commence.

FRANÇOIS.

C'est un ouvrier cordonnier qui parle, et vous allez voir comment il s'exprime.

« J'étais cordonnier de mon état : j'étais placé avantageusement concierge, rue Neuve-des-Petits-Champs ; ma femme bordait les souliers. J'avais des pratiques qui payaient bien, un joli ménage, du linge et 800 francs à la caisse d'épargne. Je travaillais du matin au soir : Marguerite se donnait aussi bien du mal, et tout cela n'a pu me sauver de la misère. Que cela ne vous étonne pas. Ma pauvre femme (que Dieu fasse paix à son âme) ne savait ce que c'était que la propreté. Le matin, quand je me levais avant le jour, il me fallait chercher des allumettes, le briquet que Marguerite ne mettait jamais à sa place. Je ne les trouvais qu'après avoir, en tâtonnant, plongé les mains dans des pots de soupe et de ragoûts qu'elle avait posés sur ma table de travail, au milieu du cuir, des empeignes et de la colle. N'y voyant pas, je portais mes doigts tout barbouillés sur les maroquins, les prunelles que je me préparais à employer. Au déjeuner, le lait, ayant bouilli dans des casseroles mal nettoyées, se tournait, et il fallait acheter autre chose. La malpropreté des pots et des plats donnait à nos mets un si mauvais goût, que nous en laissions la plus grande partie sur nos assiettes. Nos ustensiles, mal rangés, mal soignés, s'usaient plus vite, se brisaient fréquemment. Bref, en dépensant énormément, nous endurions la gêne et nous avions toujours l'air misérables.

« Ennuyées d'avoir presque toujours des souliers tachés, garnis d'une bordure qui salissait les bas, beaucoup de pratiques me remercièrent. Je devais à tous mes fournisseurs; l'hiver s'approchait. Comment faire?

« Les coudes appuyés sur ma table de travail, je déplorais le malheur qui me poursuivait, moi habile et laborieux ouvrier. J'avais besoin de me retenir pour ne point accuser la Providence. Je fus tiré de ma rêverie par un bonjour plusieurs fois répété par le bruit de quelques assiettes qui se trouvaient à terre et que l'on poussait du pied.

« C'était M. Corard, maître cordonnier du voisinage. Jérôme, me dit-il, je viens vous annoncer une bonne affaire. Un négociant en pacotille m'a fait une commande de souliers de femme en prunelle et soie : c'est très-pressé. Comme vous savez travailler vite et que j'aime à rendre service aux braves gens, je vous donnerai la moitié de l'ouvrage; on paie comptant, et ça n'est pas mauvais : ainsi, j'espère, ajouta-t-il d'un ton d'inquiétude, que vous me contenterez. — Vous pouvez être sûr, Monsieur, que ce sera fait au jour dit, en conscience. — Eh ! je le sais bien, vous menez l'alène comme une toupie, c'est bien confectionné ; mais faut-il vous le dire? j'ai peur que ma commande ne soit gâtée par votre femme et j'exige qu'elle ne borde pas.

« Je conclus le marché, quoique cette dernière condition me fît de la peine. — Je vous livre ma commande, répéta M. Corard ; mais qu'elle soit propre, ou tout vous restera.

« Marguerite fut piquée des préventions du voisin, comme elle disait. J'avais donné ma parole, je tins bon; je pris deux ouvriers, une bordeuse. J'achetai promptement des peaux de mouton maroquinées, des prunelles, du satin turc; et pour couvrir les frais, je retirai de la caisse d'épargne le reste de notre argent.

« Je me mis à la besogne avec la plus grande ardeur. A force de soins, de vigilance, de dispute même, et sauf quelques accidents, ma commande était venue à bien. Je devais la livrer le lendemain. Accablé de fatigue, je me couche de bonne heure, **en** laissant les souliers étalés sur notre commode dé noyer. Je me levai plein de joie de présenter mon ouvrage propre, bien fait, et de recevoir une grosse somme d'argent. Tout en entrant ma veste, je m'approche pour examiner mes souliers de nouveau....

« O mon Dieu ! mon Dieu ! mes souliers couverts d'huile. Je les tourne, les retourne : tous gâtés, hors quelques-uns. Désespéré, je m'élance vers le lit ; je saisis par le bras ma femme, qui dormait encore.— Cette huile, m'écriai-je, d'où vient cette huile ?... — A qui en as-tu, me répondit-elle à demi éveillée, et se retournant de l'autre côté. — Mes souliers perdus, abîmés d'huile !— Comment ! ô Seigneur ! mais je ne sais pas.... à moins qu'hier soir, lorsque, après avoir arrangé la lampe, j'ai mis l'huile sur la commode, peut-être s'est-elle répandue.— C'est cela, elle a coulé partout ; tu me perds, tu me ruines, femme sans soin et sans ordre ! — En tout cas, mon ami, si j'ai répandu l'huile, c'est toi qui as posé les souliers dessus. — Pouvais-je le deviner? — Il fallait regarder.

« Et nous nous accablâmes mutuellement de reproches et d'injures. Nous nous querellions encore, lorsque M. Corard entra. En voyant les souliers renversés pêle-mêle et tout graisseux sur la com-

mode, il joignit ses cris, ses imprécations aux nôtres, s'écria que nous lui faisions un tort irréparable, nous menaça du juge de paix, se maudissant
surtout d'avoir confié de l'ouvrage à un homme
tel que moi.

« Au beau milieu du vacarme, la porte s'ouvrit
vivement, et Mme Marbon, la propriétaire, parut.
— Vraiment, me dit-elle d'une voix aigre, je ne
m'étonne plus que vous n'entendiez pas les coups de
marteau qui ébranlent la maison depuis deux heures.

« Tout confus, je tirai le cordon, en balbutiant
que cela n'arriverait plus. — Je le crois bien, répliqua Mme Marbon, car dès cet instant vous cessez
d'être mon concierge. Depuis longtemps je suis
lasse de votre malpropreté; mon escalier est mal
tenu, ma cour est boueuse, l'odeur de votre loge
fait soulever le cœur.

« Il ne me restait pas un sou; mes meubles gâtés
par la saleté n'avaient aucune valeur. Cet éclat acheva
de m'enlever le reste de mes pratiques et m'empêcha
de trouver une autre porte. Les maîtres cordonniers
me refusèrent de l'ouvrage; et, bon ouvrier, jeune
encore, je fus obligé de travailler dans une échoppe
sur le vieux. Ma pauvre femme tomba malade; faute
de ressources, je ne pus la soigner à la maison; j'eus
le chagrin de la voir mourir à l'hôpital.

« Depuis ce temps-là, j'ai toujours traîné sans pouvoir me relever ; je suis à plat déchu ; je ne suis plus qu'un misérable savetier, tandis que tant d'autres de mes pareils, ne s'entendant pas la moitié à manier l'alène et le tranchet, ont prospéré, et tout cela parce que, comme le dit un petit livre qui m'est tombé sous la main l'autre jour, *rien n'est économe comme la propreté, rien n'enrichit autant que l'ordre.* »

CINQUIÈME ENTRETIEN.

Devoirs des enfants envers leurs parents et leurs supérieurs.

ALPHONSE, FÉLIX, OSCAR, ÉDOUARD, HENRI.

ALPHONSE.

Mes chers amis, dans les entretiens précédents, nous n'avons pour ainsi dire parlé de la politesse qu'en ce qui nous regarde personnellement; maintenant, il convient de traiter de nos obligations envers le prochain, et c'est ce que nous ferons dans les entretiens suivants. C'est surtout envers nos parents que nous avons des devoirs de bienséance à remplir, que dis-je? des devoirs sacrés qui nous sont imposés par la nature, la religion et la reconnaissance.

Toutes les règles de la politesse doivent s'appliquer essentiellement aux devoirs que nous devons aux auteurs de nos jours.

FÉLIX.

Nous sommes tous persuadés de l'obligation d'honorer nos pères et nos mères; mais vous me permettrez de vous dire que tous ces devoirs nous ont été mis sous les yeux, dans les explications qu'on nous a faites des Commandements de Dieu : est-ce donc un catéchisme, un cours de morale que vous voulez nous faire encore? Ce sujet est un peu grave pour faire la matière de nos entretiens, qui doivent être gais et amusants.

ALPHONSE.

Ce n'est point notre pensée : nous nous entretenons de la politesse, nous ne sortirons point de notre sujet.

FÉLIX.

A la bonne heure! pas de leçons sérieuses ni de sermons.

ALPHONSE.

Quels que soient son âge et sa condition, un enfant ne doit jamais manquer aux devoirs qu'il doit à ses parents : les aimer, les respecter, leur obéir et les assister dans leurs besoins, prévenir leur volonté, aller au-devant de leurs désirs, ne jamais rien faire qui puisse leur causer de la peine, supporter leurs défauts s'ils en ont, être toujours prêts à recevoir leurs avis et à prendre leurs conseils.

ÉDOUARD.

Nous pensons comme toi à ce sujet, mon ami : des enfants chrétiens auraient à rougir de manquer aux égards qu'ils doivent à des parents chéris; nous serions pires que les païens; car chez les sauvages de l'Amérique, c'est un crime affreux que celui d'un enfant rebelle à son père et à sa mère.

Chez les Turcs et chez les Arabes, le chef d'une famille a toujours été un personnage sacré pour ses enfants; chez ces peuples, un fils ne contredit jamais son père ; il ne paraît jamais devant lui qu'avec le plus profond respect, et se tient debout et découvert jusqu'à ce qu'il ait reçu l'ordre de s'asseoir.

OSCAR.

Je suis de votre avis : il serait honteux, mes amis, pour des enfants comme nous, qui avons le bonheur d'être chrétiens, d'être Français, d'une nation la mieux civilisée et la plus polie du monde, de nous laisser donner des leçons d'urbanité et de savoir-vivre par des sauvages.

ÉDOUARD.

Un enfant, accoutumé de bonne heure à respecter son père et sa mère et à leur obéir avec docilité, sera toujours plus porté à la soumission à l'égard de ses autres supérieurs.

HENRI.

Sous le point de vue de la politesse, en quoi faites-vous consister principalement les devoirs que nous avons à remplir envers nos parents?

ALPHONSE.

Le voici : c'est l'Esprit saint lui-même qui nous les enseigne : « Soyez respectueux et reconnaissant envers votre père, dit-il ; écoutez les paroles qui sortent de sa bouche ; suivez ses conseils : ils sont tous dictés par l'amour le plus tendre. » Votre père s'est dévoué pour votre bonheur, pour vous assurer un sort : aimez-le, chérissez-le ; allez au-devant de tous ses besoins dans sa vieillesse, et qu'il ignore même ce que vous ferez pour lui. A l'égard de votre mère, qui vous a nourri, qui a passé les nuits pour veiller à votre conservation, vous ne vous acquitterez jamais de la reconnaissance que vous lui devez pour le soin qu'elle a pris de vous.

ÉDOUARD.

Laissez-moi, je vous prie, vous répéter les vers que mon oncle m'a fait apprendre dernièrement : ils sont propres à vous donner une idée de tout ce qu'une mère fait pour son enfant.

O bienfaits d'une mère, inaltérable empire !
Elle aime son enfant même avant qu'il respire.
Si de ses premiers maux le tribut passager

Au nourrisson débile arrache un cri léger,
Une mère, l'effroi, le désespoir dans l'âme,
Voit déjà de ses jours se délier la trame.
Elle écoute la nuit son paisible sommeil,
Par un souffle elle craint de hâter son réveil,
Elle entoure de soins sa fragile existence,
Avec celle d'un fils la sienne recommence.
Elle sait dans ses cris deviner ses désirs,
Pour ses caprices même inventer des plaisirs.
Quand la raison précoce a devancé son âge,
Sa mère la première épure son langage :
De mots, nouveaux pour lui, par de courtes leçons,
Dans sa jeune mémoire elle imprime les sons ;
Soin précieux et tendre, aimable ministère,
Qu'interrompent souvent les baisers d'une mère !
D'un utile entretien elle poursuit le cours,
Sans jamais se lasser répond à ses discours :
L'applaudit doucement et doucement le blâme,
Cultive son esprit, fertilise son âme,
Et fait luire à son œil encor faible et tremblant
De la religion le flambeau consolant.
Quelquefois une histoire abrége la veillée,
L'enfant prête une oreille active, émerveillée ;
Appuyé sur sa mère, à ses genoux assis,
Il craint de perdre un mot de ses joyeux récits !

FÉLIX.

Tout le monde convient de ces vérités ; mais quels sont, je vous prie, les devoirs de bienséance que nous avons à remplir envers eux ?

ALPHONSE.

En voici quelques-uns : un enfant bien élevé ne doit parler qu'avec respect à ses parents, ne jamais

leur répondre *oui* ou *non* tout court, mais dire :
Oui, mon père ou papa; oui, ma mère ou maman;
ne point les contrarier ni les contredire. Les prévenir par toutes sortes d'égards, de soins affec-
tueux, de témoignages, de respects et de vénération...

FÉLIX.

J'ai une question à vous faire : Doit-on tutoyer
son père et sa mère en leur parlant?

ALPHONSE.

Les opinions sont partagées là-dessus; moi, je
ne déciderai pas la question. Je vous ferai observer
seulement que, si votre père et votre mère vous
permettent de les tutoyer, vous n'êtes pas moins obli-
gés pour cela de leur parler toujours avec respect,
et vous ne devez profiter de cette condescendance,
que pour rendre plus expressif votre amour filial.

ÉDOUARD.

C'est dans l'adversité surtout et le revers de fortune que l'on doit chercher à dédommager ses parents, et redoubler d'attention et de dévouement.

Un enfant qui a de l'éducation ne manque jamais
de saisir toutes les occasions et les circonstances
qui s'offrent de témoigner à ses parents son amour
et sa gratitude : le jour de l'an, de leur fête, de leur
naissance, et d'autres encore.

Si l'on est éloigné de ses parents, il faut alors leur

écrire, les informer de tout ce que l'on fait, s'intéresser à tout ce qui peut leur faire plaisir et leur être agréable.

Si, dans les établissements où l'on peut se trouver placé, on obtient quelque succès, il faut en offrir les prémices et l'hommage à ses parents.

OSCAR.

Cela me paraît très-convenable : on doit leur faire connaître que les peines et les sacrifices qu'ils s'imposent pour nous ne seront pas perdus; les parents sont sensibles à ces attentions. Cela me rappelle ce que dit un poëte, en parlant d'un père ou d'une mère qui voient leur enfant récompensé un jour de distribution de prix :

> Il préfère à ses jeux ces passe-temps chéris,
> Et pour lui du travail, le travail est le prix.
>   La lice va s'ouvrir; l'étude opiniâtre
> Te dispute ce fils que ton cœur idolâtre.
> Tendre mère, déjà de sérieux loisirs
> Préparent ses succès ainsi que tes plaisirs.
> Enfin vient la journée où le grave Aristarque,
> D'un peuple turbulent flegmatique monarque,
> Dépouillant de son front la vieille austérité,
> Décerne au jeune athlète un laurier mérité.
> En silence, on attache une vue attendrie
> Sur l'enfant qui promet un homme à la patrie.
> Cet enfant, c'est le tien. Un cri part : le vainqueur
> Porté par mille bras est déjà sur ton cœur;
> Son triomphe est à toi, sa gloire t'environne,
> Et des pleurs maternels lui ceignent sa couronne.

FÉLIX.

Si l'amour d'un père, d'une mère, est si tendre pour un enfant, celui d'un fils reconnaissant est aussi bien admirable quelquefois. En voici une anecdote que nous lisons dans nos annales militaires :

« Un jeune soldat anglais, fait prisonnier par l'armée française (nous n'étions pas alors alliés contre la Russie), se réfugia dans un bois qui avoisinait la mer, et là, sans autres instruments qu'un couteau, il construisit un bateau avec des écorces d'arbres. Après s'être assuré de la présence du pavillon anglais à quelques milles de là, il charge son bateau sur ses épaules et court vers la mer. Au moment où il croit recouvrer la liberté, il est arrêté et accusé d'espionnage ; mais un espion se confierait-il aux vagues sur la foi de quelques écorces ? L'accusation tombe d'elle-même.

» Chacun dans l'armée voulut voir cette barque, et Napoléon même ne fut pas exempt de cette curiosité. Étonné de l'audace de ce jeune homme, il le fait venir, l'interroge sur son projet, que celui-ci explique avec simplicité ; mais l'étonnement a bientôt fait place à l'admiration, quand le prisonnier lui demande, pour toute grâce, qu'il lui soit permis de s'embarquer et d'exécuter le plan qu'il a conçu.

— Tu as donc bien envie de revoir ton pays, lui

dit l'Empereur ; y as-tu laissé quelqu'un qui te soit cher ? — Non, Sire ; mais j'y ai laissé une mère infirme que je veux revoir.

Tu la reverras, lui dit Napoléon, qui ne borna pas là son bienfait ; mais il lui prodigua des secours de toute nature, avec une forte somme pour celle qui était l'objet d'une piété si tendre. Et il disait : Elle doit être une bien bonne mère, puisqu'elle a un si bon fils.

OSCAR.

Ce fils a montré beaucoup d'amour pour sa mère. Mais voici un autre exemple qui n'est pas moins frappant :

Avant d'être devenu notre conquête, Alger était un repaire de pirates. On venait d'y racheter quelques esclaves chrétiens. Au moment où ils allaient partir, un corsaire arriva dans le port avec une prise suédoise.

Parmi le nombre des prisonniers, il se trouva le père d'un des captifs rachetés. Ils se reconnurent, volèrent dans les bras l'un de l'autre, les yeux baignés de larmes. Le jeune homme, touché du malheur de son père, qui était déjà vieux, et dont l'esclavage ne pouvait qu'abréger les jours, pria les Algériens de lui permettre de prendre la place de son père.

« Je suis plus robuste, ajouta-t-il, et plus propre
aux travaux qu'on exige des esclaves. » On y
consentit. Mais le Dey ayant appris cette belle action,
ne voulut pas que ce fils généreux restât dans les
fers. Il ordonna qu'on lui rendît la liberté, et qu'on
le renvoyât avec son père.

ÉDOUARD.

Ces traits admirables nous apprennent que c'est
par les effets que se prouve le véritable amour
que l'on a pour ses père et mère.

ALPHONSE.

Après avoir parlé de l'amour filial, nous devons
dire quelque chose de l'amour fraternel.

Des frères et sœurs dans une famille ne sont pas
dispensés d'observer les règles de la bienséance et
de la politesse. Il est regrettable pourtant de voir
quelquefois de petites brouilleries entre eux, qui
sont bien contraires à la politesse et aux égards
qu'ils se doivent.

Un frère se souviendra, s'il est l'aîné, qu'il doit
protection à sa sœur, qui de son côté lui prouvera
son affection par ses soins et ses procédés honnêtes.

Les frères et sœurs dans une famille doivent être
en garde contre la jalousie ; c'est elle trop souvent
qui vient troubler la paix et l'accord qui doivent
régner entre eux. Ceux qui sont grossiers avec

leurs frères et sœurs donnent une mauvaise opinion de leur vertu, et ils s'exposent de plus à être malhonnêtes avec d'autres personnes.

La pratique de la politesse est donc très-importante envers les frères et sœurs; d'ailleurs il est si doux de remplir ce devoir!

> Combien on doit aimer ses frères et ses sœurs!
> Que ces liens sont doux! ensemble dès l'enfance
> Unis par le devoir, unis par la naissance.
> Où trouver des amis et plus sûrs et meilleurs?

FÉLIX.

On trouve un grand nombre d'enfants qui se sont signalés par leur amour pour leurs frères ou sœurs, par des actions de courage comparables à ce qu'il y a de plus beau dans la vie des héros. Celui que nous allons raconter est presque incroyable.

Un vigneron, nommé Ferronnier, des environs de Vitry, en Champagne, avait deux enfants, une toute petite fille et un garçon de neuf ans, qu'on appelait Jacquot. Un jour de l'hiver de 1709, le vigneron et sa femme s'en vont dès le matin dans la forêt voisine pour y ramasser du bois, et laissent à la chaumière leur petite fille sous la garde de Jacquot. Le froid était rigoureux. Les loups, ne trouvant rien à manger dans les bois ni dans les champs dépouillés et tout couverts de neige, s'aventuraient jusque dans les habitations pour y trouver quelque proie.

La maison de Ferronnier était à l'entrée du village, assise sur la lisière du bois : un louveteau y pénètre, et arrive jusque dans la pièce où était encore endormie dans son berceau la petite Ferronnette ; c'est ainsi qu'on appelait la fille de Ferronnier. A ce moment Jacquot était aussi absent ; mais il rentre assez tôt pour voir le louveteau se diriger vers le berceau de Ferronnette. Immobile d'effroi et de surprise, il hésite un instant, mais le loup a déjà posé ses deux pattes sur les linges du berceau : Jacquot pousse un cri terrible ; l'animal se retourne vers cet adversaire inattendu, et montre une gueule menaçante, il s'élance sur lui avec rage. Jacquot l'attend sans trembler, et plonge intrépidement son petit bras dans cette gueule ouverte, saisit la langue du louveteau, et l'empêche ainsi de le mordre. Alors s'établit, entre ce jeune loup affamé et ce jeune enfant, une lutte cruelle. L'animal se débat, avance et recule, fait des efforts désespérés pour se débarrasser de cette étreinte qui le tue ; mais Jacquot tient bon, et résiste à toutes les secousses, les sauts, les élans du louveteau. Celui-ci, privé de ses armes les plus terribles, ses dents aiguës, enfonce dans la peau de l'enfant ses griffes cruelles, le sang coule ;

13

le courage de Jacquot augmente avec le danger : il pousse son ennemi aux abois, il lui assène sur la tête de grands coups de poing ; il l'accule contre le mur, et se collant contre lui avec force, il l'étreint. En vain le loup pousse des cris affreux, roule des yeux flamboyants et terribles ; en vain l'écume et le sang sortent de sa gorge ! Ferronnier n'est pas un instant intimidé. Pressé, comprimé, étranglé, le louveteau perd enfin sa respiration ; les forces de Jacquot s'épuisent aussi dans cet inégal combat ; mais cette horrible lutte va finir. L'animal et l'enfant roulent en même temps par terre dans leur sang confondu.

C'est en ce moment que rentrent le père et la mère de Ferronnier. Quel ne fut pas leur effroi en voyant Jacquot tout sanglant, le louveteau expirant, et la petite Ferronnette poussant d'épouvantables cris. Au milieu de cette scène de désolation, ils approchent en tremblant de leur enfant étendu par terre, sans mouvement et sans vie. Bientôt, à la voix de sa mère, Jacquot reprend ses sens, ouvre un œil éteint, sa faible voix se fait enfin entendre ; c'est un noble mouvement du cœur : « Où est Ferronnette ? dit-il, courez ! courez bien vite à son berceau ! »

Généreux et intrépide enfant ! ne crains plus : ta sœur est sauvée !...

Pendant plusieurs jours, la vie du pauvre petit Jacquot fut en danger. Une fièvre cérébrale se déclara à la suite d'une si violente émotion ; dans son délire, il avait toujours à la bouche le nom de Ferronnette ; son dévouement cependant ne lui coûta pas la vie : il revint peu à peu de ses blessures. La tête du loup fut clouée contre sa porte, et on la conserva comme trophée de son courage.

On ne l'appela plus désormais, dans le village, que Jacquot-les-Loups.

OSCAR.

Les enfants doivent encore des égards et des hommages à leurs autres parents, grands-pères, grand'mères, oncles, tantes, etc.

Nous devons aussi du respect, de la reconnaissance, à nos maîtres qui sont chargés de former notre esprit et notre cœur, et de diriger nos premiers pas dans les sentiers de la vie. Un maître est pour nous un second père ; ces sentiments de gratitude sont la marque d'une belle âme.

Le duc de Bourgogne qui eut le bonheur d'avoir pour précepteur Fénelon, lui voua une affection presque filiale.

Louis XIV, ce grand monarque, montra toujours le plus profond respect pour le cardinal de Fleury qui l'avait élevé.

Nos devoirs à l'égard de nos supérieurs spirituels et temporels sont également sacrés :

Tels sont les magistrats qui veillent sur nous et maintiennent l'ordre dans la société ; les ministres de la religion qui nous représentent ici-bas Dieu même.

Nous devons aussi des respects à la vieillesse ; les vieillards sont nos supérieurs par l'âge et la sagesse. Nous devons voir en eux nos parents et nos aïeux. Permettez-moi de vous répéter quelques vers à ce sujet :

> Songez, mes chers enfants, qu'il faut que la jeunesse
> Respecte les vieillards, écoute leurs discours,
> Demande leurs conseils, leur donne des secours,
> Et, par des soins constants, soutienne leur faiblesse.
> Aux conseils des vieillards accordez confiance :
> Des choses de ce monde ils ont l'expérience :
> Loin de vous moquer d'eux, écoutez leurs avis,
> Vous vous trouverez bien de les avoir suivis.

FÉLIX.

Notre entretien a déjà été assez long ; nous terminerons, si vous voulez, mes amis, par la petite histoire d'un enfant gâté. Je désire que ce récit puisse nous exciter à nous conduire comme nous devons le faire envers les auteurs de nos jours, et à ne jamais ressembler à l'enfant dont je vais parler un instant.

L'enfant gâté.

Il se trouve à la campagne, comme à la ville,

malheureusement trop de parents qui gâtent leurs enfants par un excès de faiblesse. Croyant en faire quelque chose de plus qu'ils ne sont eux-mêmes, ils n'en font souvent que de mauvais sujets. Simon, bon cultivateur, conçut pour son fils une pensée de vanité, et, malgré tous les soins que lui demandaient ses terres, ses bestiaux, ses grains et les détails de sa maison, il ne cessait de rêver à son fils qu'il aimait chèrement. C'était l'aîné. «Nous ferons quelque chose de celui-là,» répétait-il à sa femme qui en raffolait encore plus que lui. Celle-ci, pour que l'enfant ne pleurât pas, lui donnait force sucreries; et dès qu'il paraissait indisposé ou n'avait pas dormi à son ordinaire, elle le croyait malade et dangereusement malade, puis lui demandait ce qu'il voulait manger. L'enfant ne réclamait que des friandises, et sa mère ne lui refusait jamais rien. Il en arriva que plus tard, pour être aussi bien servi, il faisait le malade et le mutin.

La pauvre mère répondait à tous ses caprices, jusqu'à ce qu'enfin il s'arrogea le droit de prendre lui-même, dans la maison, ce qui était à sa convenance, quand on ne le lui donnait pas.

Battait-il les enfants de son âge, il venait dire au logis qu'on l'avait battu; s'il jouait, il trompait au jeu, volait même, et lorsqu'on portait plainte à ses parents, ceux-ci s'en référaient à l'enfant, qui ne manquait pas de le démentir avec une hardiesse qui les persuadait. L'enfant, qui prenait goût au jeu, ne tarda pas de voler son père. Bien souvent déjà il l'avait fait, souvent sans que cela fût remarqué; mais dans une occasion où, ayant trop perdu avec un de ses compagnons, il était revenu plusieurs fois à la charge, il ne put faire si bien, que son père ne s'aperçût qu'on lui avait pris de l'argent. Le brave homme, après avoir appris de sa femme que ce n'était point elle, interrogea l'enfant qui protesta de son innocence, ajoutant que s'il manquait quelque chose, il fallait sans doute l'imputer à tel de ses camarades qui était venu à la maison s'amuser avec lui. Plaintes furent de suite portées aux parents du petit garçon. Celui-ci, questionné, répondit qu'il n'avait pas pris l'argent, mais l'avait bien gagné à Paul en jouant avec lui. Ainsi la supercherie fut dévoilée.

En classe, Paul était un mauvais écolier, on ne pouvait rien faire de lui; il cherchait sans cesse dispute à tous les autres. Bientôt le village entier eut à s'en plaindre; car il s'appropriait ce que bon lui semblait, sans parler des fruits qu'il allait gaspiller en maraudant de tous côtés. Il volait aussi sa mère, et, quoiqu'elle le sût, elle se gardait bien d'en parler au père et de corriger le petit vaurien. Elle ne se lassait pas de payer tous les dommages qu'on venait sans cesse lui réclamer.

Les parents de Paul, ne pouvant plus jouir de leur fils, se décidèrent à le mettre dans un collége à sept ou huit lieues de chez eux. Là, bien loin de se corriger, il empira de plus en plus. Tous les moyens lui étaient bons pour se procurer de l'argent. On envoya des mémoires au père de Paul, les uns après les autres; il les paya tous, moins un qui dépassait toute proportion. Après avoir plaidé, il fut condamné à le payer avec les frais du procès. Dès ce moment l'étudiant, ne trouvant plus de crédit, vendit presque tout son linge, ses livres, et finit par se faire chasser. Il retourna chez ses parents, qui voulurent lui faire des remontrances, ce qui le révolta. Des paysans moraliser un étudiant ! Il croyait en savoir plus que tout le village; ils n'étaient tous, selon lui, que des niais, des ignorants, qui n'étaient jamais sortis de chez eux et ne méritaient que ses mépris. Cependant on veut le faire travailler à la terre; Paul, si paresseux, si libertin, s'y refuse, et commence d'un air impérieux à vouloir conduire son père. Dès lors il n'en fit plus qu'à sa tête; il passait le temps à boire, à se battre, ou à courir avec deux ou trois mauvais sujets comme lui. Il rentrait à la maison pour se goberger, se disputer et prendre tout ce qu'il pouvait accrocher. Chacun dans le village avait à s'en plaindre ; mais il était craint de tous, on n'osait énumérer ses griefs. Quelle douleur pour ses parents que leur fils fût assez dénaturé pour oser jusqu'à porter la main sur eux, les piller, les déshonorer !

A tant de chagrins se joignaient les dettes qui les accablaient de toutes parts. Et bientôt cet enfant perdu ne pouvant plus supporter la honte que lui attiraient ses désordres, s'enfuit dans la capitale, où il mourut ruiné autant par ses excès de tous genres, que par la misère.

SIXIÈME ENTRETIEN.

Des salutations et des visites.

ALPHONSE, FÉLIX, ÉDOUARD, HENRI, BLIMOND.

ALPHONSE.

Nous avons à nous entretenir aujourd'hui sur les bienséances que nous devons garder dans la fréquentation du monde.

HENRI.

Je vous comprends; dans nos rapports avec le prochain, vous voulez dire.

ALPHONSE.

Justement, des salutations et des visites.

HENRI.

Le champ est vaste.

ALPHONSE.

Nous nous bornerons aux choses essentielles.

FÉLIX.

Vous ferez bien ; car je crois que les salutations sont

des pratiques frivoles et puériles, des usages assujet-
tissants, gênants; voilà tout.

ALPHONSE.

Vous feriez preuve de peu de savoir-vivre, si vous
considériez ces pratiques comme frivoles; tous les
usages reçus dans la société, tout ce qui peut contribuer à marquer le respect et la bienveillance à son
prochain ne saurait être négligé.

Les grands personnages qui ont observé soigneusement ces usages en avaient bien une autre idée.

Le maréchal de Catinat se promenait un jour dans
sa terre. Un jeune fat l'aborde, le chapeau sur la
tête, tandis que le maréchal l'écoutait le chapeau à
la main, et lui dit : « Bonhomme, je ne sais à qui
est cette terre, mais tu peux dire au seigneur que je
m'y suis donné la permission d'y chasser. » Des
cultivateurs qui n'étaient pas loin riaient aux éclats.
Le jeune chasseur leur demanda d'un ton insolent
de quoi ils riaient. « De l'insolence avec laquelle
vous parlez au maréchal de Catinat, » répondirent-ils.
Le jeune homme se retourne aussitôt, le chapeau
fort bas, et s'excuse auprès du maréchal sur ce qu'il
ne le connaissait pas. « Je ne vois pas, dit Catinat,
qu'il soit besoin de connaître quelqu'un à qui l'on
parle pour lui ôter son chapeau ; » et il lui tourna le
dos.

HENRI.

Ne pas rendre un salut à quelqu'un, en effet, c'est la plus grande grossièreté qu'on puisse faire.

ÉDOUARD.

Je me souviens d'avoir lu un trait qui vient à l'appui de cette règle de civilité.

Le chevalier William, anglais, gouverneur de Virginie, causant un jour avec un négociant, vit passer un nègre qui le salua, et aussitôt il lui rendit le salut. « Comment! dit le négociant, votre Excellence s'abaisse jusqu'à saluer un esclave? — Sans doute, répondit le gouverneur, je serais bien fâché qu'un esclave se montrât plus poli et plus honnête que moi. »

BLIMOND.

Ce trait m'en rappelle un presque semblable de l'histoire ancienne. Socrate ayant salué un citoyen, celui-ci ne lui rendit pas son salut et passa fièrement. Comme ses amis s'étonnaient de son indifférence : « Si je voyais passer quelqu'un, leur dit-il, qui fût plus laid et plus mal fait que moi, devrais-je me fâcher? pourquoi donc voulez-vous que je me fâche contre un homme, parce que je suis plus civil que lui? »

ALPHONSE.

Tous ces exemples doivent nous engager à ne pas

négliger de saluer dans les occasions où l'on doit le faire.

ÉDOUARD.

On doit saluer toutes les personnes que l'on connaît, partout où on les rencontre; ce salut doit être plus ou moins respectueux suivant que la personne est qualifiée; le salut doit être respectueux envers un supérieur, cordial ou civil avec un égal, bienveillant avec un inférieur.

FÉLIX.

Pourriez-vous me dire, s'il vous plaît, comment il faut faire pour saluer; je veux m'assurer si je m'en souviens bien.

ALPHONSE.

Pour saluer, on doit ôter son chapeau, le baisser en développant le bras, arrondir le corps, inclinant la tête plus ou moins, suivant que la personne que l'on salue est qualifiée. Une femme salue en fléchissant les genoux de manière à faire une révérence plus ou moins profonde.

Quand on s'arrête pour parler à un supérieur, il faut rester le chapeau à la main, jusqu'à ce qu'on ait été invité une fois, au moins, à se couvrir. On salue ses amis d'un geste de main.

BLIMOND.

Et des visites, quelle idée en avez-vous?

FÉLIX.

Une idée peu avantageuse ; c'est encore là un usage gênant et parfois bien ennuyeux.

ALPHONSE.

Nous avons déjà vu comment il faut se faire violence, se surmonter, s'oublier pour ainsi dire pour ne penser qu'aux autres, si l'on veut être honnête et poli.

FÉLIX.

J'ai toujours entendu se plaindre, moi, des visites, comme d'une chose peu agréable. Vous êtes quelquefois occupé à un travail pressant ou qui vous plaît, et voilà un visiteur importun qui vient vous interrompre, vous faire perdre votre temps.

ALPHONSE.

Si vous vous souvenez bien, mon cher Félix, de ce que l'on nous a dit sur les visites, vous conviendrez sans peine que vous êtes dans l'erreur. Quoi ! vous blâmeriez les visites que les hommes se rendent ! mais les visites sont le lien de la société ; et, vous le savez, nous sommes faits pour la société ; il n'est personne qui puisse vivre dans ce monde s'il ne veut faire et recevoir des visites, et s'il ne veut pas être traité de sauvage. L'homme qui, sans motifs, vit avec affectation dans la solitude est un sot qui cherche à se faire remarquer.

ÉDOUARD.

Félix n'a pas tout à fait tort. Il faut alors distinguer plusieurs sortes de visites; s'il n'était question que de quelques visites de flâneur, de causeur, de désœuvré, j'en dirais autant que Félix.

ALPHONSE.

Nous ne parlons, nous, que des visites de charité, d'amitié et de bienséance; permettez-moi de vous dire un mot de chacune.

La charité exige d'abord que nous visitions nos parents malades, affligés ou malheureux, pour les aider, les soigner, et leur être utiles autant qu'il nous sera possible.

Les visites d'amitié sont celles que nous faisons pour entretenir des relations avec des personnes dont le caractère, les goûts, les mœurs sympathisent avec les nôtres. Elles ont pour but de fournir à notre esprit et à notre cœur des occasions d'épanchement qui entretiennent la vivacité de l'un et l'affection de l'autre.

Les visites de bienséance ou d'étiquette sont celles que les personnes et les mœurs de notre pays rendent obligatoires. Telles sont, par exemple, les visites du premier de l'an à ses parents et à ses supérieurs. On doit encore rendre visite à ceux dont on

a reçu quelques bienfaits, à certains événements
heureux ou malheureux.

BLIMOND.

Je vous ferai remarquer, à ce sujet, qu'il ne faut
pas rendre des visites à des heures indues, surtout
de trop bonne heure.

HENRI.

Cette observation n'est pas inutile, elle me fait
souvenir d'une visite que fit un jour un particulier, et qui certainement ne fut pas prise, par celui
qui en était l'objet, pour une politesse.

Une personne ayant obtenu une faveur du prince,
son ami se crut obligé de lui en faire compliment, et
pour mieux lui exprimer sa satisfaction à cet égard,
il alla frapper à sa porte à 2 heures du matin; ce ne
fut qu'après avoir heurté plusieurs fois que cet ami
finit par s'éveiller, se lever et demander qui frappait.
Celui qui venait faire son compliment lui répondit
alors qu'il avait appris que le roi lui avait accordé
une grande faveur, et qu'il s'empressait de venir l'en
féliciter. « C'est très-bien, lui répondit l'autre ; mais
vous auriez pu attendre un peu plus tard. »

BLIMOND.

Il faut convenir que l'heure de faire cette visite
était peu convenable.

HENRI.

Quand on va visiter quelqu'un, il est impoli de heurter ou de sonner violemment à la porte de sa maison ou de son appartement. Quelque familier que l'on soit, on ne doit jamais entrer dans une chambre sans avertir de son arrivée en frappant légèrement à la porte, lors même qu'elle serait ouverte. En attendant dans l'antichambre on peut regarder les cadres, les objets d'art, mais ne toucher à rien et n'y pas faire de bruit.

ALPHONSE.

Il n'est que trop ordinaire à des enfants mal élevés, d'examiner tout ce qui se trouve dans les appartements, de toucher les objets, de les déplacer, et de faire d'autres impolitesses.

BLIMOND.

Ah! c'était justement le défaut de Charles, un de nos anciens condisciples, qu'on avait appelé pour cela M. *Touche-à-tout*, comme il a eu aussi à s'en repentir souvent; je vais vous rapporter quelques-uns de ses traits.

Cet enfant, étant en pension, faisait le désespoir de ceux de ses condisciples qui aimaient l'ordre et la symétrie dans leur pupitre ou dans les meubles qui renfermaient leurs vêtements. Si le professeur oubliait un livre ou une tabatière sur sa table, un

moment après il trouvait l'objet entre ses mains ; un
de ses camarades recevait-il de sa famille quelque
cadeau, il tournait tout autour comme un renard
qui cherche une proie. Un jour qu'un professeur
montrait une carte géographique ancienne et chargée
d'ornements et de dessins précieux, la défense que
fit à haute voix le professeur de ne pas y toucher,
éveilla en lui le malheureux penchant auquel il cé-
dait si souvent. Le maître avait imaginé de poser un
encrier très-léger sur un des coins de la carte pour la
tenir ouverte. L'encrier était plein jusqu'au bord.
Charles ne put s'empêcher d'y toucher, l'encre se
répandit sur la carte qui fut entièrement gâtée.

ALPHONSE.

Voilà ce que fait l'habitude.

BLIMOND.

Plus d'une fois on chercha à le corriger, mais inu-
tilement. Un jour le directeur de l'établissement
avait laissé la porte de sa chambre entr'ouverte ; il
aperçut une bouteille brillante comme de l'argent,
d'une forme peu usitée, et surmontée d'une tige eu
cuivre terminée par une boule ; la curiosité le poussa
dans cette chambre, il veut toucher à la bouteille
et prendre la petite boule qui brille... A l'instant,
il pousse un cri affreux : il avait éprouvé une douleur
comme s'il eût reçu un coup de marteau sur le bras ;

aussitôt des cris de joie et des bravos partent du corridor. C'était une petite leçon que le maître lui avait
donnée : il apprit depuis qu'il avait été électrisé, et
que la bouteille qui lui avait donné la commotion
était l'appareil physique connu sous la dénomination
de *bouteille de Leyde.*

ÉDOUARD.

De pareils avertissements auraient dû, il me semble,
le corriger.

BLIMOND.

Ce n'était pas assez, le pauvre Charles devait
encore recevoir de terribles leçons.

Étant un jour à la promenade dans une vaste propriété, le sous-maître qui conduisait les élèves dé-
fendit expressément d'entrer dans certains taillis,
et de toucher aux cordes qu'on pourrait rencontrer
au pied de plusieurs arbres. Sans se mettre en
peine de cette défense, Charles s'avança seul dans les
parties du bois les plus épaisses ; il aperçut un de
ces cordages auxquels il ne fallait pas toucher ; près
de là il y avait des feuilles entassées et qui semblaient cacher quelque chose : il s'approche, et pour
mieux voir, il se baisse et se met à genoux, écarte
de ses mains le feuillage ; mais à ce moment, il
entend comme le jeu d'un ressort qui part, il voit
briller deux branches de fer... il pousse un cri de

douleur et tombe évanoui. Il était pris par les deux poignets dans un piége tei du contre les renards; ce ne fut que le lendemain matin, après une nuit de supplices, que le fermier, attiré par ses cris, le délivra et le ramena à sa pension.

FÉLIX.

En cette circonstance il aurait pu être tué, si parmi les piéges il avait été pris par un de ceux armés de dents et qui, plus élevés, auraient pu le saisir à la tête.

ALPHONSE.

En arrivant pour faire visite on doit mettre son chapeau à la main, s'essuyer les pieds, saluer suivant la qualité des personnes. Dans une visite on ne doit s'asseoir qu'après y avoir été invité; puis, pendant le temps que dure la visite, un homme ne doit pas se permettre d'avoir son chapeau sur la tête, y fût-il invité, à moins d'avoir des raisons majeures; il doit le tenir à la main sur les genoux, avec le plus d'aisance possible. Dans une visite comme dans une rencontre, les compliments d'usage consistent à s'informer des nouvelles de la santé de la personne que l'on voit, et de celle de sa famille. Ces témoignages d'intérêt sont de rigueur.

FÉLIX.

En s'informant des nouvelles de la famille, il n'est

sans doute pas permis de faire comme un mauvais plaisant que j'ai connu, qui disait : Comment se portent votre oncle, et votre neveu, et vos cousins, et vos amis, et vos chevaux, et vos petits chiens? Je suis enchanté que toute votre maison se porte bien.

ÉDOUARD.

Nous n'avons rien dit de ce qu'on doit observer dans une visite.

HENRI.

Ah! mon cher Edouard, si nous voulions passer tout en revue, nous en aurions bien jusqu'à demain! bornons-nous aux principales.

Quand on est assis, le corps doit être droit sans roideur, les jambes à demi allongées ; les pieds à plat ; le chapeau à la main, l'intérieur tourné vers le corps. Un enfant, un jeune homme doit écouter respectueusement la conversation sans trop s'y mêler ; il parlera posément et se tiendra en garde contre les éclats de rire qui sont toujours malséants ; son discours sera modeste et mesuré, et il n'oubliera jamais que la compagnie le jugera sur ses paroles et sur son maintien.

La durée d'une visite de bienséance ne doit pas dépasser dix minutes ou un quart d'heure au plus. Vous devez prendre congé sitôt que vous vous apercevrez que vous commencerez d'ennuyer ; vous en

jugerez un peu si vous voyez le maître de la maison
tirer un papier de sa poche, chercher sur son bureau, regarder à la pendule, avoir un air distrait,
faire tourner ses pouces l'un autour de l'autre, garder
le silence, battre la mesure sur le plancher avec son
pied, prendre les pincettes pour attiser le feu qui
n'en a pas besoin, etc. ; quand vous verrez quelqu'une de ces choses, allez-vous-en ; n'y aurait-il
que cinq minutes que vous y fussiez.

ALPHONSE.

Je me souviens à ce propos d'une petite histoire
qui vient corroborer ce que nous disons.

Je me suis rencontré, il y a quelques jours, chez
une personne ; il s'est présenté un homme pour lui
faire visite, qui m'a bien amusé. Il était accompagné
d'un enfant qui n'en savait pas plus que lui.

Il commença par déposer sans façon son chapeau
sur le bureau, puis prenant bruyamment deux prises
de tabac, il plaça avec sa tabatière et ses gants, son
mouchoir, sur la tablette de la cheminée.

La personne qui recevait cette visite se lève alors
gravement, prend le chapeau, y pose mouchoir,
tabatière et gants, et rend le tout au personnage en
lui faisant une inclination de tête. Celui-ci, au lieu
de se récrier sur tant de politesse, cette fois va
mettre le contenant et le contenu sur un fauteuil
à quelque distance de là.

Le jeune homme de son côté ne savait que faire de ses jambes, il les touchait, les balançait, brossait son chapeau avec son coude, gesticulait avec son mouchoir; enfin, il ne pouvait prendre aucune contenance; j'ai vu le moment où, après avoir toussé pour tromper son embarras, il allait cracher à terre.

On aurait dit que c'était à qui d'eux manquerait le plus aux premières règles de la civilité. Près du feu, l'oncle se chauffait les jambes en écartant les basques de son habit; assis, il s'emparait des deux tiers de la cheminée; debout, il s'accoudait sur les meubles; dans la conversation, il s'approchait de son voisin, mettait la main sur ses genoux, lui parlait sous le nez sans craindre les mouvements d'un voisinage si rapproché, et combien d'autres fautes qu'il serait trop long de vous rapporter!

ÉDOUARD.

Ce sont autant d'incivilités que nous devons éviter, quand la personne que l'on visite veut nous reconduire jusqu'à la porte de l'appartement, et même jusqu'à la porte de la maison, nous ne pouvons nous refuser à cette politesse, mais nous devons l'en remercier dans des termes convenables à son âge et à sa position.

On doit s'abstenir de rendre des visites à des heures importunes, telles que dans les repas, le travail; la soirée est le temps le plus convenable.

Dans les visites que les personnes d'une même famille ou des amis se rendent, tout le cérémonial consiste dans une politesse douce et réciproque. Il en faut toujours bannir la gêne et l'air guindé.

HENRI.

Est-ce qu'on ne peut pas faire des visites par le moyen de cartes?

ALPHONSE.

Les cartes de visites sont une admirable invention; elles épargnent le temps, et souvent de grands ennuis : car, il faut se rappeler à des gens par bienséance; on les blesserait si l'on semblait les oublier, et les cultiver est quelquefois au-dessus des forces du plus sage : alors, on envoie ou l'on porte des cartes, et l'on a satisfait à tout.

FÉLIX.

Mes amis, je vous suis très-reconnaissant pour tout ce que vous avez eu la bonté de dire au sujet des salutations et des visites. Je me propose de profiter des leçons utiles que nous devons retirer de cet entretien. Cependant, veuillez ne pas oublier que nous sommes en vacances, et, comme la séance commence à se prolonger au delà des limites que nous nous sommes prescrites, j'espère que vous ne trouverez pas mauvais si je vous demande pour aujourd'hui la clôture.

SEPTIÈME ENTRETIEN.

De la conversation.

CONSTANT, CHARLES, BAUDOUIN, THÉODORE, ANDRÉ.

CONSTANT.

La conversation ! voilà, mes amis, un des charmes de la société.

CHARLES.

Et une des occupations les plus agréables de la vie ; c'est la jouissance la plus ordinaire des hommes.

CONSTANT.

Pourvu, cependant, qu'elle se fasse avec certaines règles.

CHARLES.

Que voulez-vous dire par là ? Est-ce que chacun n'est pas libre de parler et de converser comme il l'entend ? Que seraient la conversation, les entretiens sans cette liberté ? Une morale, une leçon grave et sérieuse.

CONSTANT.

Nous distinguons la conversation libre, des morales et des leçons sérieuses ; mais nous soutenons que quels que soient nos entretiens, ils doivent toujours être accompagnés de réserve. Nous devons, dit le Sage, peser toutes nos paroles au poids de l'or, et en user avec la plus grande économie.

BAUDOUIN.

Il n'est pas d'actions dans la vie où l'on puisse faire plus de fautes : la langue est un monde d'iniquité, celui qui ne pèche pas par sa langue est un homme parfait, dit l'Esprit saint.

CONSTANT.

Cela veut-il dire qu'il ne faille pas parler, ou bien que la conversation doive être grave, sérieuse, ou puérile et frivole ?

CHARLES.

Allons donc ! ignorez-vous que l'esprit français est renommé dans le monde entier par ses entretiens enjoués, gais, piquants et spirituels ?

BAUDOUIN.

On pourrait en dire autant des autres nations.

CHARLES.

Pas du tout ; chacun vous dira que, dans la conversation, l'Espagnol est grave et emphatique, l'Italien insinuant et mielleux, l'Anglais méthodiste, l'Allemand penseur, le Hollandais calme ; mais le Français est vif et léger, il est cauteleux, railleur ; il tient un peu du Parisien et du Gascon, il outre un peu les choses et se moque de tout, à tout propos. En un mot, le Français est né malin ; aussi, est-il amusant et jovial.

THÉODORE.

C'est vrai, il aime la plaisanterie, les bons mots. Cela se remarque même jusque chez les enfants et me rappelle quelques reparties assez piquantes.

Un enfant s'était levé fort tard ; son père, pour le rendre plus diligent, lui dit : « Mon fils, vous ne » connaissez pas encore le prix et les avantages de » la diligence. Savez-vous qu'un homme diligent, » s'étant levé un jour fort matin, trouva une bourse » pleine de louis dans son chemin ? — Mais, mon » père, répondit l'enfant, celui qui l'avait perdue « s'était levé encore plus matin. »

Un ministre protestant, homme violent et emporté, expliquait à des enfants le Pentateuque. Il en était à l'article de Balaam. Un de ses jeunes disciples se mit à rire.

Le ministre, indigné, gronda, menaça et s'efforça de prouver qu'un âne pouvait parler, surtout quand il voyait devant lui un ange armé d'une épée : le petit garçon n'en riait que plus fort. Le ministre s'emporta, et donna un grand coup de pied à l'enfant, qui lui dit en pleurant : « Ah! je conviens que l'âne de Balaam parlait, mais il ne ruait pas. »

CONSTANT.

Soit ; mais en tout faut-il encore une limite. Faudra-t-il pour être gai et piquant dans la conversation, se permettre des calomnies, des médisances, des mensonges, des railleries amères, des paroles injurieuses, la révélation d'un secret, des contradictions, des taquineries? Qui oserait le dire ou le penser!!

CHARLES.

Ce n'est pas du tout ce que nous entendons : nous blâmons, comme vous, ces gouailleurs éternels, ces diseurs de bons mots, ces faiseurs de phrases vides et creuses, les railleurs.

CONSTANT.

Un défaut trop ordinaire aux enfants mal élevés, c'est de se faire un malin plaisir de s'amuser aux dépens de leurs condisciples, et quelquefois même aux dépens des passants et des malheureux, en leur donnant des noms offensants ou des sobriquets injurieux. Le bon Dieu, qui regarde comme fait à lui-même ce qu'on fait au moindre des siens, a plus d'une fois laissé éclater sa colère contre ceux qui se permettent un divertissement aussi contraire à la politesse qu'il est opposé à la charité. Voici un fait arrivé en 1852, et qu'on peut regarder comme une punition de Dieu. A Salazie, petite paroisse située au milieu des montagnes et des précipices de l'intérieur de l'île de la Réunion, mais où l'on jouit d'une heureuse température qui rappelle le climat de notre belle France, un petit enfant se plaisait à agacer, comme on dit dans ce pays, un pauvre noir, à qui, à l'époque de l'affranchissement, des personnes peu délicates avaient donné le nom de papangue, l'oiseau de proie de ces parages, et l'allusion lui était très-sensible ; aussi le petit malin raillait ce pauvre noir, en lui criant : Vieux papangue ! vieux papangue !... Le noir, impatienté, lève son bâton et court sur le petit espiègle, qui s'enfuit à toutes jambes sans faire attention à lui ; mais, ô malheur !... le pied lui manque, et il tombe au fond d'un précipice et meurt de son effroyable chute, occasionnée, comme on le voit, par son manque de charité envers ce pauvre noir, qui fut désolé, comme on le pense bien, de cette épouvantable catastrophe.

Tout railleur est vain ou méchant ; et la raillerie tout en faisant rire ceux qu'elle ne mord pas, cause souvent de grosses tempêtes dans le commerce de la vie.

THÉODORE.

Et que dites-vous des faiseurs de calembours et de coq-à-l'âne?

CHARLES.

Je dis que ce sont des sots qui s'évertuent à trouver quelque chose dans leur pauvre tête.

CONSTANT.

Faites en sorte aussi de ne mériter jamais l'épithète de farceur, si votre intention n'est pas d'imiter les charlatans et les histrions qui exercent leur profession sur les tréteaux dans les foires.

THÉODORE.

Avant de parler nous devons connaître la position sociale de ceux qui nous écoutent. Il est certains sujets que l'on doit éviter d'aborder. Ainsi ne parlez jamais de corde dans la maison d'un pendu, ni d'âge devant des personnes qui sont vos aînées; ne vantez pas votre-santé devant des malades, ni vos richesses devant des hommes qui ne possèdent rien, de bons repas devant des gens qui n'ont que le strict nécessaire : en un mot, vous ne devez rien dire qui puisse exciter l'ennui ou les regrets des autres. La charité, cette mère de la véritable civilité, vous en fait une loi.

CONSTANT.

L'esprit de la conversation consiste à s'y occuper beaucoup plus des autres que de soi-même. Il ne consiste pas tant à montrer de l'esprit qu'à en faire trouver aux autres. Parler sérieusement de soi en bien ou en mal est également ridicule.

BAUDOUIN.

Un enfant doit écouter et parler peu, ne jamais raisonner sur des choses qu'il ne sait pas; c'est le moyen de ne pas faire de bévues, comme cet élève qui, entendant raconter qu'un voyageur était arrivé de Calais à Douvres en deux heures, quoiqu'il y ait sept lieues de distance : « Il fallait donc, reprit l'élève, que le voyageur eût un bon cheval qui allât toujours au grand galop? — Non pas, lui répondit-on, il n'avait qu'un cheval de bois. — Comment! avec un cheval de bois faire sept lieues en deux heures? c'est incroyable. - La chose est pourtant arrivée, répondit quelqu'un, mais il faut que vous sachiez que ce cheval avait des ailes, et qu'il marchait sur l'eau. » Le jeune homme apprit à sa confusion, que c'était un vaisseau, et que les deux villes étaient deux ports de mer. C'est une naïveté à peu près pareille à celle d'un autre qui demandait comment il avait pu se faire que Jules César assassiné à Rome fût mort sans se confesser dans une ville où il y a tant de prêtres.

ANDRÉ.

N'oubliez pas, mes amis, que nous devons nous borner à l'essentiel.

CONSTANT.

Eh bien ! puisque vous le désirez, parlons de la manière de se comporter et de plaire dans les entretiens ; et puis nous dirons quelque chose des ridicules et des fautes qu'on doit éviter pour ne pas déplaire.

ANDRÉ.

Ceci me paraît un peu plus clair.

CONSTANT.

Pour plaire dans la conversation, il faut nécessairement éviter tout ce qui peut ennuyer, fatiguer ou blesser les autres, comme nous l'avons déjà dit.

BAUDOUIN.

L'on doit aussi respecter dans la conversation tout ce qui tient à la religion, aux bonnes mœurs, aux lois du pays.

THÉODORE.

Dans la conversation, la bonté du cœur doit se révéler dans les moindres détails, et l'attention de l'esprit doit s'étendre jusqu'aux paroles les plus insignifiantes, afin qu'il n'y en ait pas une seule qui puisse blesser la susceptibilité du prochain, ou l'offenser. Tel est l'aperçu des convenances morales de la conversation.

CONSTANT.

Nous le ferons encore mieux connaître en signalant les défauts contraires ; ainsi, crier à tue-tête en parlant, ouvrir démesurément la bouche, la porter de côté pour se donner l'air original, la resserrer pour se la rendre petite, rire aux éclats d'une manière niaise et bruyante, souffler fortement au visage de la personne que l'on entretient, sont tout à la fois des défauts et des grimaces insupportables.

CHARLES.

Avec toutes vos précautions et vos convenances, on ne pourrait bientôt rien dire, et, pour ne pas manquer aux bienséances, il faudrait rester là comme des muets ; c'est cela qui serait beau, une conversation de gens muets ! là on ne ferait pas de fautes en parlant.

CONSTANT.

Nous disons seulement qu'il faut éviter certains ridicules : ouvrir assez la bouche, articuler les mots, ne pas les prononcer entre les dents et en marmottant, s'arrêter et faire les pauses, ne pas parler le mouchoir ou la main devant la bouche.

BAUDOUIN.

Ce sont bien là les défauts d'un certain élève que je connais, et d'autres encore qu'on peut y ajouter.

Ils parlent si bas, qu'on ne peut les entendre ; et d'une manière si monotone, qu'ils endorment. D'autres fois ils parlent si lentement, et répètent si souvent les mots, qu'ils semblent bégayer.

CONSTANT.

Tous ces défauts empêchent de plaire dans la conversation.

ANDRÉ.

Ce n'est pas tout encore : vous les verriez presque à chaque mot faire la pantomime, de grands gestes qui ne s'accordent point avec ce qu'ils disent ; ils font aller leurs bras comme un télégraphe ; des signes mystérieux accompagnent l'énoncé de la chose la plus simple ; ils ont des gestes brusques dans une conversation amicale, des gestes mignards dans une conversation sérieuse.

CHARLES.

Tiens ! est-ce que par hasard vous désapprouveriez les gestes dans la conversation ? Vous seriez on ne peut plus en désaccord avec des hommes savants et bien élevés, qui nous disent que les gestes donnent de la physionomie au discours.

ANDRÉ.

Nous ne condamnons pas les gestes ; mais nous disons qu'ils doivent être modérés, gracieux, spirituels et assortis aux paroles.

15

CHARLES.

A la bonne heure! parce que tout le monde blâmera également les interlocuteurs qui mettent les mains dans leurs poches ou les tiennent croisées sans leur imprimer aucun mouvement.

ANDRÉ.

C'est vrai, ceux-ci se donnent l'air d'automates, tandis que les grands gesticulateurs se donnent l'air de possédés. Ne soyons pas cependant exagérés, et avouons que dans l'intimité on peut se permettre des licences qui, continuées par habitude dans le monde, y deviennent le signe d'une mauvaise éducation.

THÉODORE.

Nous n'avons rien dit encore des convenances de la conversation qui regardent le langage; elles sont pourtant nombreuses.

CHARLES.

Je pense bien que vous n'entendez pas trouver en nous un beau langage de jeune Parisien.

THÉODORE.

Non; mais nous avons lieu d'espérer que nous trouverons du moins des élèves qui parlent convenablement, selon l'éducation qu'ils ont reçue, des élèves qui évitent certaines manières de s'exprimer peu honnêtes et parfois peu charitables.

BAUDOUIN.

En un mot, il faut éviter autant qu'il est possible les locutions vicieuses, les cuirs et les velours.

CHARLES.

Ah! voyons un peu ce que vous entendez par *locutions vicieuses, cuirs* et *velours* ?

BAUDOUIN.

Observons d'abord qu'il n'est jamais permis de dire *oui* ou *non* tout court; il faut ajouter les qualificatifs *monsieur, madame,* selon les personnes auxquelles on parle, non pas à chaque fois, mais de temps en temps. Servez-vous dans la conversation de formules honnêtes qui ne soient ni triviales ni affectées; par exemple, de celles-ci : *J'ai l'honneur de... faites-moi l'honneur... faites-moi le plaisir... auriez-vous la bonté de me donner... je vous prie... je vous supplie...* Évitez d'autre part, dans les entretiens, certaines expressions : *Hein? Bah!* Le tutoiement est interdit en bonne compagnie, et même avec ses amis les plus intimes.

CHARLES.

Pourriez-vous nous donner quelques exemples des locutions vicieuses qu'il convient d'éviter?

BAUDOUIN.

Il est facile; mais comme nous ne faisons pas ici un cours de grammaire, nous nous bornerons à quelques-unes des plus populaires qui reviennent trop souvent dans la conversation : *Ce n'est pas l'embarras; — cela m'embête; — il fait les cent coups; — au bout du compte; — je m'en fiche*, etc.

ANDRÉ.

Il y a bien d'autres manières de parler encore qui sont de vraies locutions vicieuses, des cuirs, des velours. *Je vous fais excuse, je vous demande excuse...* au lieu de : *Je vous demande pardon.* — *Bêtas* pour bête; *douceur, chatterie,* pour sucrerie, friandises : *une bonne trotte* pour une longue course; *machin* pour machine; *saoûl* pour ivre; *sur* pour aigre, acide; *éduquer* pour élever; *craquer, blaguer* pour mentir; *bougonner* pour gronder, murmurer; *bafrer* pour manger; *poire de demi-sergent* pour de messire Jean.

CHARLES.

On doit éviter avec la même attention certaines tournures de phrases qui ne sont excusables que dans la bouche d'un étranger, qui n'a appris notre langue qu'en l'étudiant dans les livres. La conversation avec des personnes qui parlent bien est donc un des meilleurs moyens pour apprendre à bien parler.

ANDRÉ.

C'est vrai; cette observation fait souvenir de

cette lettre assez curieuse d'un Anglais qui croyait savoir parfaitement le français, et qui donnait à certains mots une acception peu correcte. Je vous prie de me permettre de lire cette lettre; vous en jugerez. Il écrivait à un de ses amis.

« Comme j'ai promis à moi de toujours parler le français tant que je ne saurais point cette langage (cette langue), ne trouvez pas méchant (mauvais), mon cher ami, que je m'en serve pour vous écrire ce qui m'est arrivé en route.

» J'ai percé (traversé) d'abord la Belgique, où j'ai trouvé les chemins un peu délicats (difficiles). En débarquant, j'y ai eu un dissemblable (différend) avec les employés des impôts tortueux (indirects). Mais ce n'est rien en comparaison de ce qui m'est arrivé en entrant en France. A propos de quelques tomes (livres) de tabac, les souris (rats) de cave ne m'ont-ils pas mis au noyau (à l'amende)? Il a bien fallu en passer par là, après avoir croqué le petit garçon (le marmot) pendant trois heures. Comme c'est un malheur sans lavement (remède), j'en suis déjà tout consolé. Et puis, ce n'est pas à ces pauvres démons (diables) qu'il faut s'en prendre, mais aux ministres, dont ils sont les ustensiles (instruments), comme le disait un de ces plaisants-là, qui avait l'idiome (la langue) assez bien pendu.

Il ne nous est rien abordé (arrivé) depuis Valenciennes jusqu'à Paris, si ce n'est qu'en sortant d'une poitrine (gorge) de montagne, un troupeau de bouillis (bœufs) a effrayé nos chevaux, qui ont pris le défunt (mors) aux dents. Me voilà à Paris. Il n'est pas si grand que London, mais le peuple y est plus meilleur que chez nous. Je me satisfais (plais) là très-beaucoup. Le matin, je cours les rues. J'ai déjà vu le Luxembourg, le Louvre, les tours de Notre-Dame, les Tuileries et autres tombeaux (monuments). A cinq heures, je vais à la restauration (au restaurant), taverne (hôtel) où l'on trouve tout à prix fixe.

» On mange et on boit là d'une façon très-comfortable, et l'on y est servi par des célibataires (garçons) très-intelligents. J'irai demain visiter les hospices. Les malades y sont mieux soignés qu'ailleurs, et cela vient, à ce qu'on dit, de ce qu'ils ont pour patrouilles (gardes) ces femmes qu'on appelle sœurs. J'ai eu beaucoup de plaisirs au dévoiement (aux grandes eaux) de Saint-Cloud. Mais j'en avais eu bien beaucoup plus fort à Versailles, quand on a fait jouer les ossements (eaux) tout exprès pour divertir Sa Grâce lord Wellington ; ce qui est très-flattant pour les Anglais... Mon plaisir aurait été plus grand encore si je n'avais eu une grande tristesse (douleur) au pied, par la faute d'un damné cordonnier qui m'avait fait des bottes trop équitables (justes). Adieu, mon cher ami, j'attends que vous serez étonné de mes avancements (progrès) dans le français, quand vous saurez que j'ai étudié tout solitaire (seul) sans ouvrir une seule fois le dictionnaire ou la grand'maman (la grammaire). Votre ami...

» J.-B..... »

THÉODORE.

Un homme naturellement enjoué est toujours de bonne compagnie; il n'en est pas constamment de même de ceux qui cherchent à être gais et réjouissants. Beautru, l'homme le plus célèbre de son temps par l'enjouement de son esprit, ayant été envoyé en Espagne, alla à l'Escurial, où il vit la Bibliothèque. Une conférence qu'il eut avec le bibliothécaire lui fit juger que ce n'était pas un habile homme. Il vit ensuite le roi, et lui dit que son bibliothécaire était un homme rare, et que Sa Majesté pouvait le faire ministre de ses finances. — Pourquoi? lui dit le roi. — Sire, c'est que comme il n'a rien pris dans vos livres, il est probable qu'il ne prendra rien dans vos finances.

BAUDOUIN.

Les habitudes d'enfance sont de fréquents obstacles à la bonne prononciation. Il n'est pas rare d'entendre dire, même parmi les gens élevés, *t'es* pour tu es, *c'te* pour cette, *mam'zelle* pour mademoiselle, *angoisses* pour angoisses, *se conf'ser* pour se confesser, *nous comm'tons* pour nous commettons, etc., etc. Quant à l'accent, chaque province a le sien. Le connaître, s'en défier, le modifier par la disposition contraire, tels sont les moyens d'éviter ces écueils; mais, quelque ridicule que l'on puisse paraître en donnant sans cesse dans ces défauts, on l'est cent fois moins que ces gens, vrais substituts de maîtres d'école, qui vous arrêtent au milieu d'un récit touchant pour répéter, avec un sourire sardonique, la locution vulgaire, le mot mal prononcé, le mauvais accent qui viennent de vous échapper. Non-seulement avec toutes les personnes de bonne compagnie il faut condamner le pédantisme en fait de prononciation, mais il faut encore blâmer certaines personnes si jalouses de faire sentir la lettre finale de certains mots, comme dans *tabac, sang, estomac,* etc., etc., etc.

HUITIÈME ENTRETIEN.

Des Repas.

LÉON, AUGUSTE, ROBERT, FRÉDÉRIC, JUSTIN.

LÉON.

Il s'agit aujourd'hui, mes amis, de parler des repas.

AUGUSTE.

Du boire et du manger, bravo ! bravo ! Voilà un sujet qui me va, et qui me plaît beaucoup.

FRÉDÉRIC.

Tiens ! à ton âge, tu t'occuperais sérieusement du boire et du manger comme d'une affaire importante !

LÉON.

Ne parle pas ainsi, mon cher Auguste, je t'en prie, tu nous donnerais une idée fâcheuse de ta personne.

AUGUSTE.

Vous plaisantez sans doute : quoi ! parce que je vous ai dit que je suis content du sujet de l'entretien, vous en seriez surpris ! Mais, n'est-ce donc pas une chose agréable de s'entretenir de ce que l'on aime ?

FRÉDÉRIC.

Il est vrai ; mais en exprimant une trop vive satisfaction, vous pourriez donner à penser autre chose.

AUGUSTE.

Je ne le crois pas, parce que tout le monde con-
viendra qu'il n'y a pas de mal à s'entretenir de
bonnes choses, et encore moins d'en manger, quand
on en a l'occasion ; et, soit dit en passant, je n'y ferai
pas défaut.

FRÉDÉRIC.

Ignores-tu que la gourmandise est un grand
défaut, un péché capital, et qu'il entraîne après lui
une multitude d'autres vices ?

JUSTIN.

La gourmandise fait qu'un enfant devient inca-
pable de remplir ses devoirs ; elle le rend paresseux,
et le détermine souvent à se procurer quelques
sous pour satisfaire ses appétits déréglés, en ache-
tant des bonbons, des sucreries, ou d'autres friandises. L'âme du gourmand, dit un auteur, est dans
son palais.

FRÉDÉRIC.

Il faut avouer aussi qu'il est quelquefois rudement
puni.

Un jeune homme était si gourmand qu'il ne pouvait s'empêcher de manger les fruits et les confitures qu'il trouvait sous sa main, quelquefois même il ouvrait les buffets, et faisait un ravage étonnant dans toutes les friandises qui s'offraient à ses yeux ; sa mère résolut de le guérir de ce défaut. Il aperçut une assiette garnie de biscuits, et fondit aussitôt dessus pendant qu'il n'y avait personne dans l'appartement. Après qu'il en eut rempli son estomac, la mère entre et demande à sa fille ce qu'étaient devenus la plupart des biscuits dans lesquels on avait mis de l'arsenic pour faire mourir les rats. A ces mots le jeune homme, épouvanté, ne doute pas qu'il soit empoisonné lui-même, il pâlit et avoue qu'il a eu le malheur de manger les biscuits. Aussitôt on s'empresse de le secourir, on lui fait avaler de l'huile, on tâche de rassurer son imagination effrayée. Les soins, les remèdes sont inutiles : il s'écrie qu'il ressent une violente colique, et demande à se préparer à la mort. Enfin on lui apprend, en éclatant de rire, qu'il n'a rien à craindre, et qu'on n'a voulu que lui faire peur. Mais il était tellement persuadé que le poison agissait avec force, qu'il fallut manger devant lui les biscuits qui restaient. Cette aventure le corrigea pour toujours de sa gourmandise.

LÉON.

La partie principale d'un enfant gourmand, c'est

le ventre ; c'est principalement là le dieu de son esprit et de son cœur ; toutes ses facultés sont au service de cette idole. C'est bien de lui qu'on pourrait dire : qu'il ne mange pas pour vivre, mais qu'il vit pour manger.

JUSTIN.

Il serait capable de faire comme l'empereur Jetto, qui demeura une fois trois jours de suite à table sans se lever ; on lui servait des viandes selon l'ordre de l'alphabet, de manière qu'à chaque service le nom des mets commençait par la même lettre.

AUGUSTE.

Ah çà ! voilà une furieuse sortie contre la gourmandise et les gourmands. Est-ce à moi que vous feriez allusion, par hasard ? Est-ce que vous me croiriez enclin à ce défaut ? serait-ce fort charitable de votre part ?

Je vous en remercie d'avance.

LÉON.

Nous ne faisons allusion à personne, nous parlons en général contre ce défaut, pour en préserver ceux qui pourraient s'y laisser aller.

ROBERT.

D'ailleurs, puisque nous parlons du savoir-vivre et de la manière de se conduire dans la société, nous ne pourrions passer sous silence ce qui regarde les repas et les autres besoins de l'existence.

AUGUSTE.

D'accord ; mais ne vous avisez point de jeter des pierres dans le jardin d'autrui.

JUSTIN.

Tant pis pour ceux qui s'en offenseraient ; nous parlons du boire et du manger comme nous parlerions du sommeil, du lever, du coucher, du maintien, etc.

AUGUSTE.

Dans tous les siècles, les repas ont été en quelque sorte un lien de société ; ils ont exercé une grande influence parmi les hommes.

LÉON.

Vous pourriez ajouter que de tout temps, chez les hommes encore voisins de l'état de nature, les affaires importantes ne se traitent qu'à table. C'est au milieu des festins que les sauvages traitent de la guerre ou de la paix ; et, sans aller plus loin, ne voyons-nous pas que les villageois font toutes leurs affaires au cabaret ? Les repas ont été même dans tous les temps, et chez tous les peuples, un moyen de gouvernement. Combien il importe donc que cette action se passe d'une manière convenable !

FRÉDÉRIC.

Tout le monde en est persuadé.

JUSTIN.

Permettez-moi donc, en ce cas, de vous faire un petit portrait de l'enfant immodéré dans ses désirs, qui se laisse dominer par l'amour de ses aises, de la bonne chère. Cet élève un peu gourmand parle souvent de ce qu'il a mangé, de ce qu'il mangera ; la vue d'une table chargée de mets le délecte jusqu'au fond des entrailles ; il s'y assied avec des yeux rayonnants, un visage épanoui, une bouche légèrement ouverte, et l'on voit que son estomac se dilate par avance ; c'est un des plus doux moments de sa vie. Ordinairement, il mange peu de potage, à moins qu'il ne soit excellent ; il le mange alors à grandes bouchées, sa cuiller débordant, et une partie du contenu retombant dans son assiette. Il se hâte tant, qu'il aspire bruyamment le bouillon, au risque de se remplir l'estomac de vents. Quelquefois il lui arrive de prendre son assiette, de la porter à sa bouche, et d'avaler le reste d'un trait, pour en finir plus vite. Il observe surtout certains plats, et dans ces plats, certains morceaux qu'il convoite, qu'il suit de l'œil, qu'il craint de voir prendre par un autre ; et, s'ils parviennent jusqu'à lui, il les saisit avec un empressement mal déguisé, comme une proie qu'il craignait lui devoir échapper.

Il mange vite ; il n'a pas avalé ce qu'il a dans la

bouche, qu'il y met de nouveaux morceaux, et regarde de temps en temps devant lui pour voir si les voisins ne vont pas le devancer. Il n'a pas fini, et ses mâchoires sont encore en mouvement quand il présente son assiette, demandant par signe et avec des yeux avides, ce qu'il ne peut demander de vive voix.

ROBERT.

Ce n'est pas tout : cet enfant de bon appétit, pour hâter la déglutition, qui n'avance pas au gré de ses désirs, boit non comme les autres, après avoir vidé sa bouche, mais avant : c'est un des secrets du métier ; puis, quand il a bu, vous remarquez sur le bord de son verre l'empreinte de ses lèvres, pleines de graisse ; il ne s'en aperçoit pas, il est trop occupé.

Il souffle par le nez ; il est quelquefois haletant. Il mange avec bruit, vous diriez qu'il broie du foin, comme faisait le bœuf dont il dévore la chair. Il se relève pour boire, et quand il a bu, si le temps le lui permet, il déguste avec bruit ce qu'il vient d'avaler ; ses yeux brillent d'un éclat plus vif, il est évidemment le plus heureux des... j'allais dire des enfants ; ne faudrait-il pas dire des animaux ? Quand il est rassasié, il regrette de n'avoir plus faim.

Dès son arrivée, il avait jeté un regard furtif sur

les desserts, et réglé ce qu'il prendrait : pour lui, c'est le moment décisif, le complément de sa félicité ; il y donne toute son application, il choisit ce qu'il y a de meilleur, et en mange le plus qu'il peut, c'est-à-dire souvent au delà de ce que son estomac peut en porter.

AUGUSTE.

Après tout, quel mal y a-t-il à cela ? Si l'on est à une bonne table, n'est-ce pas pour y bien dîner ?

ROBERT.

A tout âge, on doit être fort sobre, mais surtout dans l'enfance. Quand on a contracté de bonne heure l'habitude de vivre sobrement, on est toujours content du peu que l'on a. Malheur donc aux enfants dont on s'empresse de contenter tous les goûts ! Il serait à souhaiter, à mon avis, que l'on mît les enfants à l'épreuve où l'on dit que Pythagore mettait ses disciples. Il leur faisait servir par intervalles les repas les plus exquis et les plus délicats ; il leur en faisait remarquer tous les plats, et dès qu'ils les avaient bien examinés, il donnait ordre qu'on les desservît, sans leur avoir laissé le temps de toucher à la moindre chose.

AUGUSTE.

Merci ! de pareils dîners ne causent pas d'indigestions.

ROBERT.

Je sais bien que certains enfants un peu gloutons trouveraient cette morale trop sévère; mais que cette sévérité leur serait salutaire, et leur procurerait des avantages précieux !

JUSTIN.

Ces leçons sont peu du goût de ceux qui aiment à manger et à boire jusqu'à en être incommodés. Voyez-les, quand ils sont bien repus, ils étendent les bras, ils se mettent à l'aise, ils se dilatent, ils soufflent : Ah! que j'ai bien mangé! disent-ils; leur ventre ne désire plus rien...

Ils regrettent de ne jamais plus manger. Ces gloutons me font souvenir d'un Anglais qui, voyant qu'il n'avait plus faim, mais fâché de laisser quelque chose sur la table, s'empare d'un poulet et le met dans sa poche. Le garçon de service, qui l'avait aperçu, ne dit rien, mais prenant la sauce, il la versa dans la poche du gentleman. Celui-ci ayant senti le chaud, s'écrie : « Que faites-vous donc, garçon? — Monsieur, dit celui-ci, c'est que vous avez oublié la sauce; l'un ne va pas sans l'autre. »

FRÉDÉRIC.

Ce que nous venons de dire, mes amis, est l'histoire presque à la lettre d'un élève nommé Lolo.

Lolo n'avait pas reçu beaucoup d'éducation, mais, pour ne pas sortir du sujet de notre entretien, je me bornerai à vous dire de quelle manière il se comportait à table. Un repas de famille fut donné un jour chez sa grand'maman.

L'heure du dîner arrivée : « Allons, mes enfants, à table, dit la grand'maman. » A ces mots, Lolo franchit d'un bond les huit marches qui le séparaient de la salle, et se place devant les mets qui lui paraissent le plus appétissants et le plus de son goût. « Mon bon ami, dit la grand'maman, ce n'est pas là ton couvert. » Lolo, qui aimait beaucoup les cornichons, quitta avec peine le voisinage d'un plateau qu'il avait convoité. Pour gagner sa place, il dérangea toutes les chaises; et, arrivé à l'endroit désigné, il cria à l'un de ses cousins : Julien, veux-tu changer avec moi? On lui fit remarquer que c'était une impolitesse. Lolo alors s'assit, et, prenant sa fourchette de la main droite, et sa cuiller de la main gauche, il commença à battre son assiette, comme s'il eût frappé sur un tambour; puis, il se mit à manger le potage en conservant sa fourchette; et lorsqu'il n'y eut plus que du bouillon dans son assiette, il quitta la cuiller et la fourchette, éleva avec ses mains l'assiette à sa bouche, et se mit à humer le bouillon en faisant un bruit semblable au clapotement produit par la langue des petits chiens quand ils se désaltèrent.

Lolo, continuant de donner un libre cours à ses appétits, versa du vin dans son verre jusqu'aux bords, et, quand il voulut boire, il tacha la nappe. Il ne portait jamais le pain à sa bouche qu'au bout de la lame de son couteau, et il fit un geste brusque qui lança une croûte au visage d'un de ses cousins dont l'œil fut meurtri. Dans un intervalle de service, il se mettait à chanter ou bien se balançait sur son siége, se penchait sur ses voisins, coupait la parole à sa gránd'maman, à son oncle; c'était un spectacle triste à voir la tenue de cet enfant, comparée à celle de ses autres petits parents. Ceux-ci remerciaient poliment quand ils n'acceptaient pas de quelque chose, ne se permettaient aucune réflexion sur la qualité des mets; si par hasard ils trouvaient un insecte ou quelque autre objet tombé dans un plat, ils n'appelaient pas l'attention de toute la table sur cet incident. Ils n'ignoraient pas qu'il ne faut manger avec les doigts que les choses qui ne laissent après elles aucune partie liquide, tels que les radis, artichauts et quelques mets de dessert. Lolo était bien loin d'avoir terminé le cours de ses infractions aux convenances. Voilà que tout à coup on le voit se dresser sur les bâtons de sa chaise, incliner son corps sur la table pour saisir un fruit, avant qu'un de ses cousins l'ait pris dans l'assiette qu'on lui présentait; il perdit l'équilibre, voulut se rattraper à une bouteille qu'il renversa, et qui brisa plusieurs verres dont le vin se répandit à grands flots sur toutes les robes. Un cri général s'éleva. Lolo, effrayé de sa maladresse, se releva pour se mettre sur son siége; mais son mouvement fut si brusque, qu'il entraîna la chaise en arrière et qu'il fit une lourde chute. Le petit gourmand en fut quitte pour une forte contusion à la tête. Heureusement, le couteau qu'il tenait lui était échappé, car il eût pu se faire une blessure mortelle. Une autre fâcheuse aventure fit rire et amusa la compagnie aux dépens de Lolo. Après le repas, Lolo ayant eu à fouiller dans ses poches, il en retira la main barbouillée de fruits et de gâteaux dont il avait fait provision au dessert, et sur lesquels il s'était assis de façon à faire une marmelade liquide. Lolo fut plus confus de cette mésaventure que de tous les torts qu'il avait eus dans la journée.

AUGUSTE.

Au surplus, croyez-vous qu'il faille s'en tenir si scrupuleusement à l'étiquette ? croyez-vous qu'il convienne mieux de manger et de boire en cadence et au son de la musique, comme les Chinois ?

JUSTIN.

Ah! voyons, voyons! que voulez-vous dire?

FRÉDÉRIC.

Permettez-moi, je vous prie, de finir auparavant mon histoire. J'avais oublié de vous dire que Lolo, dès le commencement du repas, avait retroussé ses manches comme un cuisinier, attaché sa serviette à son cou comme un homme qui va se faire la barbe, ouvert ses vêtements, et pris ses aises, comme un opérateur, pour n'éprouver aucune entrave. Il rétablit toute chose en son état naturel avec grand bruit, secouant sa serviette dans les verres et sur les habits des voisins, ouvrant son mouchoir, crachant et se mouchant, puis s'arrachant des dents quelques filets de viande avec le bout des doigts, ou tout au moins avec son couteau, comme les gamins qui n'ont vu de leur vie un cure-dent.

Ajoutons pour compléter son portrait : sa gourmandise le poursuit partout, à l'église, chez les étrangers qu'il va visiter, à la maison où il épie les friandises et ne se fait pas scrupule de les dérober; on l'a même vu voler chez un ami.

ROBERT.

Il pourrait bien lui arriver le même accident dont un certain élève fut malheureusement un jour victime. Un enfant qui était extrêmement gourmand et que les reproches ni les punitions n'avaient pu corriger de ce défaut, étant tombé par hasard sur quelques plats d'oranges et de dragées qu'on avait préparés pour une collation, en mangea une si grande quantité, que le même jour il mourut d'une indigestion causée par cet excès. Voilà où conduit la gourmandise : elle dégrade l'homme, elle l'avilit, altère sa santé, abrège ses jours et ruine sa fortune.

LÉON.

Les grands mangeurs n'étaient guère bien venus auprès de Henri IV. Un homme qui mangeait autant que six, se présenta un jour à ce prince, dans l'espérance qu'il en obtiendrait de quoi entretenir un si beau talent. Le roi, qui avait entendu parler de cet homme, lui demanda s'il était vrai qu'il mangeât autant que six. « Oui, Sire, répondit-il. — Et tu travailles à proportion, ajouta le roi? — Sire, répliqua-t-il, je travaille autant qu'un autre de ma force et de mon âge. — *Ventre Saint-Gris*, dit ce prince, si j'avais beaucoup d'hommes comme toi dans mon royaume, je les ferais pendre : de tels coquins l'auraient bientôt affamé.

AUGUSTE.

Je ne disconviens pas que les excès de table ne soient nuisibles et dangereux; mais je ne vois pas

trop quels avantages il y a à observer telle ou telle
cérémonie. Pourquoi ne pas laisser chacun boire et
manger en liberté, sans l'assujettir à une étiquette
ennuyeuse?

JUSTIN.

Mais vous nous parliez tout à l'heure des Chinois, ce serait bien pire s'il fallait s'astreindre à
leur cérémonial; c'est là que c'est risible et curieux!
Ce n'est pas pour manger, chez eux, qu'on est invité, mais pour faire des grimaces. On ne met pas
un morceau de pain à la bouche, on ne boit pas
une goutte de vin, qu'il n'en coûte cent contorsions.
Il y a, comme dans nos musiques, un officier qui bat
la mesure afin que tous les conviés s'accordent en
même temps à prendre dans les plats, à porter à la
bouche, à élever les petits bâtons qui servent de
fourchettes, et à les placer régulièrement et à propos
dans les lieux qui leur sont désignés. Chacun a sa
table particulière, sans nappe, sans serviette, sans
couteau, sans cuiller; car tout est coupé d'avance,
et on ne touche à rien qu'avec les deux petits bâtons
ferrés. On commence le repas par boire dans une
petite tasse qu'on prend toujours avec les deux
mains; chacun l'élève en l'air en s'invitant par geste
à boire le premier. Après le premier coup, chacun
est attentif au signe du maître d'hôtel qui règle

tous les mouvements des conviés : selon qu'il les détermine, ils appliquent les deux mains sur les deux petits bâtons, ils les élèvent en l'air, les présentent d'un certain sens, et après un long exercice, ils les enfoncent dans le vase où ils prennent adroitement un morceau qu'ils mangent. On recommence ensuite l'exercice des bâtons, qu'on remet enfin sur la table dans la même situation ou ils étaient auparavant. On est ainsi à table, sérieux, grave et sans parler, pendant trois ou quatre heures. Ces manières gênantes empêchent tout le monde de manger, et on ne se sent d'appétit qu'après être sorti de table. Nous passons sous silence beaucoup d'autres choses.

FRÉDÉRIC.

Cela ne serait guère du goût de Lolo et des élèves qui lui ressemblent.

AUGUSTE.

J'ai donc eu raison de dire qu'il vaut mieux laisser chacun manger à son aise.

LÉON.

Et la politesse nous dit qu'il vaut mieux se conformer aux lois de la bienséance et des usages reçus dans son pays.

AUGUSTE.

Convenez que la politesse a introduit dans les

repas beaucoup d'usages qui paraissent puérils.

LÉON.

Quelque minutieux que paraissent ces usages, on ne doit pas dédaigner de s'y soumettre, puisque les personnes bien élevées s'attachent à les observer avec exactitude; c'est même la fidélité à les suivre qui constitue le savoir-vivre, non-seulement dans les repas, mais encore dans les autres relations sociales.

JUSTIN.

Ces usages sont ridicules, je n'approuverai pas même les Chinois qui se font de grands saluts.

LÉON.

Pour vous donner une idée des règles et des usages qu'on observe dans certains repas, je vais vous raconter le dîner de l'abbé Cosson :

L'abbé Delille, en avril 1786, étant à dîner chez Marmontel, son confrère, raconta ce qu'on va lire, au sujet des usages qui s'observaient à table dans la bonne compagnie. On parlait de la multitude de petites choses qu'un honnête homme est obligé de savoir dans le monde pour ne pas courir le risque d'être bafoué.

Elles sont innombrables, dit Delille, et ce qu'il y a de fâcheux, c'est que tout l'esprit du monde ne suffirait pas pour faire deviner ces importantes vétilles. Dernièrement, ajouta-t-il, l'abbé Cosson, professeur de belles-lettres au collége Mazarin, me parla d'un dîner où il s'était trouvé, quelques jours auparavant, avec des gens de cour, des cordons bleus, des maréchaux de France, chez l'abbé de Radonvilliers, à Versailles.

— Je parie, lui dis-je, que vous y avez commis cent incongruités.

— Comment donc? reprit vivement l'abbé Cosson, fort inquiet. Il me semble que j'ai fait la même chose que tout le monde.

— Quelle présomption ! je gage que vous n'avez rien fait comme personne. Mais voyons, je me bornerai au dîner. D'abord, que fites-vous de votre serviette en vous mettant à table?

— De ma serviette? je fis comme tout le monde ; je la déployai ; je l'étendis sur moi, et je l'attachai par un coin à ma boutonnière.

— Eh bien ! mon cher, vous êtes le seul qui ait fait cela; on la laisse sur ses genoux. Et comment fites-vous pour manger votre soupe?

— Comme tout le monde, je pense, je tins ma cuiller d'une main et ma fourchette de l'autre....

— Votre fourchette, bon Dieu ! personne ne prend de fourchette pour manger sa soupe. Mais poursuivons. Après votre soupe, que mangeâtes-vous ?

— Un œuf frais.

— Et que fîtes-vous de la coque?

— Comme tout le monde, je la laissai sur mon assiette, que je remis au laquais qui me servait.

— Sans la casser?

— Sans la casser.

— Eh bien! mon cher, on ne mange jamais sans briser la coque. Et après votre œuf?

— Je demandai du bouilli.

— Du bouilli! personne ne se sert de cette expression; on demande du bœuf, et point de bouilli. Et après cet aliment?

— Je priai l'abbé de Radonvilliers de m'envoyer d'une très-belle volaille.

— Malheureux! de la volaille! On demande du poulet, du chapon, de la poularde; on ne parle de volaille qu'à la basse-cour.

— Mais vous ne dites rien de votre manière de demander à boire?

— J'ai, comme tout le monde, demandé du champagne, du bordeaux, aux personnes qui en avaient devant elles.

— Sachez donc qu'on demande du vin de Bordeaux, du vin de Champagne, continua M. Delille. Mais dites-moi quelque chose de la manière dont vous mangeâtes votre pain.

—Certainement, à la manière de tout le monde :
je le coupai proprement avec mon couteau.

—Eh! on rompt son pain, on ne le coupe pas.
Avançons. Le café, comment le prîtes-vous?

— Oh ! pour le coup, comme tout le monde; il
était brûlant, je le versai, par petites parties, de ma
tasse dans ma soucoupe.

— Eh bien ! vous fîtes comme ne fit sûrement personne : tout le monde boit son café dans sa tasse,
et jamais dans sa soucoupe. Vous voyez donc, mon
cher Cosson, que vous n'avez pas dit un mot, pas
fait un mouvement, qui ne fût contre l'usage.

L'abbé Cosson était confondu, continue Delille.
Pendant six semaines, il s'informait à toutes les
personnes qu'il rencontrait de quelques-uns des
usages sur lesquels je l'avais critiqué.

FRÉDÉRIC.

Nous ne terminerons pas cet entretien sans vous
dire que l'on doit sanctifier ses repas par cette sainte
pratique dont un bon chrétien ne se dispense jamais, je veux parler du *Benedicite*, de la prière
que l'on doit faire vocalement ou mentalement avant
et après le repas, pour remercier Dieu des dons
qu'il nous fait, car c'est lui qui nous fournit les
aliments qui nous nourrissent et qui soutiennent
nos forces.

LÉON.

On ne doit point sortir de table avec un air de précipitation ou de chagrin, et ne pas quitter brusquement la compagnie.

Quand on le peut, il faut se laver les mains, surtout si l'on prévoit que l'on sera de quelque partie
de jeu. Ce serait une incivilité de se nettoyer les
dents en pleine compagnie : on doit se retirer dans
une embrasure de fenêtre ou à l'écart, sortir même
de l'assemblée, si on le peut sans gêner les personnes qui la composent.

Il ne faut pas accoutumer les enfants à dormir
après le repas : ce sommeil peut être très-perni-
cieux; encore moins doit-on les laisser courir à des
exercices trop violents.

NEUVIÈME ENTRETIEN.

Récréations, Jeux, Promenades.

ALPHONSE, PAUL, ROBERT, ÉDOUARD.

ROBERT.

Je vous l'ai dit, la dernière fois, mes amis, rien ne pourrait me faire changer de sentiment, sur le sujet dont nous devons nous entretenir aujourd'hui.

Quoi ! pendant les récréations, les jeux, les amusements, pendant ces instants si doux, si intéressants pour notre âge ! il faudra s'astreindre, s'assujettir à des règles, à des convenances gênantes de politesse !

PAUL.

Ce serait ôter à nos jeux tous leurs attraits et leurs charmes, que de vouloir restreindre la liberté, et nous tenir, pendant ce temps, dans une sorte de contrainte.

ROBERT.

Bien répondu, bravo ! bravo !

ALPHONSE.

Moi, je soutiens que les règles de la bienséance et de la politesse doivent être observées dans les récréations, les jeux, les divertissements, comme dans toutes les autres actions de la vie.

PAUL.

Mais si vous réglementez tellement les récréations, que ce ne soit plus des amusements?

ROBERT.

Vous allez voir : il va bientôt condamner les jeux, et nous dire qu'ils sont défendus.

PAUL.

Oh! c'est une autre affaire! nous l'attendons.

ALPHONSE.

Non! je ne condamne point les jeux; mais....

ROBERT.

Il est heureux que vous ne condamniez pas les jeux; vous nous faites beaucoup de grâce.

ALPHONSE.

Mais je dis qu'à l'égard des jeux, il y a des règles à observer.

ROBERT.

Sans doute les règles de chaque jeu, nous le savons.

ALPHONSE.

Ce n'est pas ce que nous voulons dire.

PAUL.

Vous voulez dire qu'il faut choisir les jeux qui intéressent et amusent le plus, comme le jeu des barres, par exemple, de saute-mouton, du cheval fondu, le jeu de balles, le jeu de cartes...

ÉDOUARD.

Vous n'y êtes pas, mes amis : si je comprends sa pensée, il veut dire que toute espèce de jeux ne convient pas aux enfants, ni même aux grandes personnes.

ALPHONSE.

C'est justement cela, le choix des jeux est la première chose à observer.

On doit s'abstenir soigneusement de jouer toute espèce de jeux de hasard ; ceux mêmes qui sont trop combinés demandent une trop grande attention, et cessent par là d'être un amusement.

ÉDOUARD.

C'est vrai, il en est qui fatiguent presque autant l'attention, l'esprit, que l'étude la plus sérieuse.

PAUL.

Mais qu'entendez-vous d'abord par jeux de hasard? sont-ce ceux de pile ou face, les jeux de dés, les jeux de cartes?

ALPHONSE.

Nous voulons désigner principalement par jeux

de hasard, ceux où l'on joue ordinairement gros jeu et par intérêt.

ROBERT.

Nous sommes d'accord avec vous sur ce point; du reste, nous n'avons point de fortune pour nous exposer aux jeux de hasard. Mais en revanche nous nous livrerons aux autres jeux sans crainte et sans remords.

PAUL.

Et un temps suffisant !

ROBERT.

Bien entendu. Il me semble déjà que je suis dans le camp pour faire aux barres ou à la paume.

PAUL.

Moi, je préfère les jeux de boules, les jeux de quilles, la fossette, la raquette, les cerceaux, le volant, la cachette, la marelle, etc.

ROBERT.

Je les aime beaucoup, moi aussi, et je m'y livrerai toujours avec bonheur.

ALPHONSE.

Nous le pouvons; mais que ce ne soit jamais au préjudice de nos devoirs.

ÉDOUARD.

On ne doit jamais perdre de vue que les jeux, comme les autres amusements, doivent être pris suivant le besoin pour se délasser l'esprit; mais si l'on n'y prend garde, le jeu devient une passion et une passion des plus tyranniques.

ALPHONSE.

C'est bien là le danger que nous devons appréhender. Le joueur commence par tricher, puis il devient fripon, voleur, cruel et assassin.

ÉDOUARD.

Vous me faites souvenir d'un enfant joueur, dont vous entendrez peut-être l'histoire avec intérêt.

Écoutez ce que m'a raconté lui-même un de mes camarades, qui est aujourd'hui en apprentissage.

J'étais encore fort jeune, dit-il, et très-porté au jeu; menaces, corrections, rien ne pouvait m'arrêter. Un jour, je convins, avec un autre élève de mon âge, que nous irions nous rendre l'un au-devant de l'autre pour établir notre partie de jeu dans les champs, afin que personne n'en sût rien: là, les cartes à la main, nous passâmes toute la journée, et le bonheur me favorisait; j'étais aussi gai que mon compagnon était triste et sombre, je finis par lui gagner tout son argent. Je ne savais moi-même combien; quand il me spécifia la somme, cela me paraissait impossible; il me la fit vérifier, et pour comptoir m'offrit son chapeau, afin de n'en rien perdre dans l'herbe. Une fois qu'il se vit avoir perdu tout ce qu'il avait, il se leva, et s'enfuit en toute hâte à travers les champs, en emportant l'argent. Je me levai de même précipitamment pour courir après lui, et chercher à l'atteindre ; mais lui, dans cette prévoyance, s'était armé de son couteau, et m'en menaçait ; je n'osais m'exposer à l'approcher, surtout à ce moment où je le voyais hors de lui. Je m'adressai donc à ses parents : sa mère m'assura que je serais remboursé. Quelques jours après, elle me remit une somme qui était simplement mon propre argent, celui que son fils m'avait emporté avec ce qu'il avait perdu. Cette bonne mère me dit, en pleurant, qu'elle ne pouvait me remettre le tout, attendu que l'argent joué par son fils était celui de plusieurs personnes de la maison, et qu'elle avait été obligée de le rendre à chacun. L'élève qui avait perdu n'était ni escroc, ni méchant au fond ; mais c'était le regret d'avoir perdu qui l'avait totalement changé.

ALPHONSE.

Nous n'aurions que trop d'exemples tragiques, si nous voulions nous arrêter sur cette matière ; bornons-nous à dire que la passion du jeu amène toute espèce de désordres, la misère, la fraude, des rixes, des haines irréconciliables, la perte de la fortune, le désespoir et le suicide.

ROBERT.

D'après le plan que nous nous sommes formé, je croyais que nous allions parler de la manière dont on doit se comporter au jeu; mais il semble que tout ce que vous nous dites tendrait plutôt à nous empêcher de jouer.

ÉDOUARD.

Pas du tout : nous sommes toujours dans notre sujet ; nous insistons seulement sur ce que nous avions déjà fait observer, que l'on doit user du jeu comme d'un remède pour se guérir et se soulager.

ALPHONSE.

Une autre chose que l'on doit éviter au jeu, c'est de trop se réjouir lorsqu'on gagne, ou de trop s'affliger lorsqu'on perd.

Deux joueurs manifestaient leur rage, l'un par un morne silence, l'autre par des imprécations redoublées. Celui-ci, choqué du sang-froid de son voisin, lui reproche d'endurer, sans se plaindre des revers coup sur coup multipliés : « Tiens, répond l'autre, regarde..... » Il s'était déchiré la poitrine, et lui en montrait des lambeaux sanglants. Ecrions-nous avec Justinien : Peut-on donner le nom de jeu à ce qui cause tant d'horreur?...

ROBERT.

Croyez-vous qu'il soit si aisé d'être insensible à

une perte considérable que l'on aura faite? Combien de joueurs qui, après avoir joué leur bien, leur honneur, se sont laissés aller au désespoir et ont fini par se donner la mort, en vomissant contre eux-mêmes les plus affreuses imprécations, et contre Dieu les plus horribles blasphèmes!

ALPHONSE.

On ne le sait que trop, l'inquiétude au jeu est petitesse, la colère grossièreté. Celui qui montre de l'humeur au jeu, quand il perd, double son chagrin, celui de perdre et celui d'être raillé.

ÉDOUARD.

Et de plus, personne ensuite ne veut jouer avec lui.

ALPHONSE.

Pour moi, je n'aimerais jamais à jouer avec des enfants de ces caractères, qui s'emportent et vous querellent à tout propos.

ROBERT.

Tout cela est bon à dire; mais croyez-vous qu'il soit bien amusant de perdre son argent et d'en paraître content et joyeux?

ÉDOUARD.

Pour prévenir ces accidents, nous dirons d'abord qu'il ne faut mettre au jeu que l'argent dont on peut se passer, et ce qu'il faut tout juste pour intéresser le jeu.

ALPHONSE.

Jouer par l'espoir de gagner, c'est jeter son argent dans la mer pour aller le recueillir sur le rivage;
s'exposer à des pertes considérables, c'est sottise,
folie.

ÉDOUARD.

Pour mieux graver dans l'esprit ce que nous venons de dire sur le jeu, veuillez me permettre de
réciter quelques vers d'un auteur qui connaissait
tous les dangers de cet amusement, et qui disait :

> Les plaisirs sont amers, sitôt qu'on en abuse;
>   Il est bon de jouer un peu,
> Mais il faut seulement que le jeu nous amuse.
>   Un joueur, d'un commun aveu,
>   N'a rien d'humain que l'apparence,
> Et d'ailleurs, il n'est pas si facile qu'on pense   .
> D'être for t honnète homme et de jouer gros jeu.
> Le désir de gagner, qui nuit et jour occupe,
>   Est un dangereux aiguillon.
> Souvent quoique l'esprit, quoique le cœur soit bon.
>   On commence par être dupe,
>   On finit par être fripon.

ALPHONSE.

Ajoutons encore quelques conseils. Dans tous les
jeux, il faut avoir soin de ne jamais se laisser aller à
des emportements, à la colère; il faut parler toujours
poliment aux personnes avec lesquelles on joue,
quelque familier que l'on soit; si quelqu'un n'ob-

serve pas les règles du jeu, le lui représenter honnêtement, c'est le moyen de prévenir les querelles et les disputes. Celui qui se passionne trop au jeu se livre à des vivacités; qui se connaît trop susceptible doit s'abstenir de jouer.

PAUL.

Et des promenades, qu'en dites-vous? Ce sont des délassements aussi, et des distractions qui ont leurs charmes.

ÉDOUARD.

Les promenades sont permises; mais elles doivent se passer selon les règles de la bienséance et de l'honnêteté.

La première condition est de se conformer sans peine aux désirs des autres, pour le genre de promenade que l'on propose, ou le choix du lieu.

Si trois personnes se promènent ensemble, on doit donner le milieu à celle qui est la plus qualifiée. Celle-ci alors se tourne tantôt du côté de celle qui est à sa droite, tantôt du côté de celle qui est à sa gauche.

Si l'on n'est que deux à se promener, il faut donner la droite à la personne la plus honorable, à moins que ce ne soit dans une rue, dans un escalier, où il faudrait la mettre du côté de la muraille.

PAUL.

Est-ce qu'on ne peut pas se promener sans garder toutes ces règles, et plus librement?

ÉDOUARD.

Crier, sauter, chanter, folâtrer, se donner en spectacle, sont des fautes contre la politesse et le savoir-vivre.

ALPHONSE.

Ce sont aussi des fautes contraires à un maintien décent, honnête, de tenir une main dans sa poche, de laisser pendiller l'autre à son côté, ou de les fourrer toutes deux dans ses poches, sans crainte de se casser le nez, si l'on vient à heurter contre un caillou.

Il convient aussi, dans les promenades, de ne s'entretenir que de choses indifférentes, de ne pas parler trop haut, pour ne pas fixer l'attention des passants.

DIXIÈME ENTRETIEN.

Manière de se comporter dans quelques circonstances.

ANTOINE, HÉBERT, DENIS, ÉMILE, FAURE.

ANTOINE.

Après avoir parlé des principaux articles de la politesse, il nous reste à dire quelque chose sur la manière de se comporter dans quelques circonstances particulières. Il ne faut pas s'imaginer, au reste, que l'on puisse soumettre la bienséance à des règles fixes et invariables. La règle essentielle de la politesse consiste, au contraire, comme nous l'avons déjà fait remarquer, à prendre la tenue, le langage et les formes convenables, selon les personnes à qui l'on parle et les sociétés où l'on se trouve.

HÉBERT.

C'est bien ainsi que nous l'entendons, et d'après ce principe, si je me trouve dans une société bruyante, je pourrai, comme les autres, faire beaucoup de bruit et de tapage, passer même au besoin par-dessus les règles des bienséances.

ANTOINE.

Ce n'est pas ce que nous voulons dire : que l'on soit seul ou en compagnie, il faut toujours se conduire d'une manière décente.

DENIS.

Ce n'est pas ainsi, malheureusement, que l'entendent certains enfants : vous en verrez qui manquent aux convenances bien souvent ; s'ils sont assis, ils s'appuient nonchalamment sur leur chaise, tournant de tout côté, et ressemblant à un malade qui a la fièvre ; ils se grattent l'oreille, se frottent le front ; ils ont toujours peur de déranger leur toilette ; ils arrangent continuellement leurs habits ; ils se tiennent debout quand les autres sont assis, et assis quand les autres sont debout ; ils font des gestes, rient seuls comme des niais ; ils passent sans façon devant ceux qui forment un cercle ; ils présentent un couteau, un canif, une fourchette sans en tourner le manche du côté de celui qui les reçoit ; ils affectent des qualités et des manières qui ne leur sont pas naturelles ; ils sont ennemis des cérémonies : les politesses, selon eux, ne sont que des mensonges et des tromperies.

ÉMILE.

L'enfant qui manque d'usage et de tact se fait remarquer par des étourderies continuelles : il égare
tout, son chapeau, ses livres, il perdrait ses souliers
s'ils n'étaient pas attachés ; en faisant une révérence,
il marche sur la patte d'un chien, pousse son voisin,
renverse un meuble ; s'il a une badine à la main, il
s'en sert pour faire sauter les pierres, les cailloux ; il
s'offre à servir de guide dans un chemin qu'il ne
connaît pas ; il présente sa main familièrement à
une personne à qui il doit du respect et des égards,
il n'est pas assez attentif à la conversation, il oblige
par là les personnes qui parlent de répéter ce qu'elles viennent de dire ; il n'est jamais prêt, soit pour
sortir, soit pour faire une partie. Mais ce n'est pas
tout encore : en se déshabillant, cet élève éparpille
ses hardes sur les chaises, sur la commode, il les
jette quelquefois sur le plancher ; il fait tout à la
hâte et avec précipitation ; il est extravagant, bizarre
et original dans ses goûts.

FAURE.

Ces procédés me rappellent l'histoire de ce petit
enfant volontaire et capricieux.

ÉMILE.

Raconte-nous un peu cette histoire.

FAURE.

La voici :

Une dame d'esprit avait un fils, et craignait si fort de le rendre malade en le contredisant, qu'il était devenu un petit tyran, et entrait en fureur à la moindre résistance qu'on osait faire à ses volontés même les plus bizarres. Le mari de cette dame, ses parents, ses amis lui représentaient qu'elle perdait ce fils chéri; tout était inutile. Un jour qu'elle était dans sa chambre, elle entendit son fils qui pleurait dans la cour; il s'égratignait le visage de dépit, parce qu'un domestique lui refusait une chose qu'il voulait. « Vous êtes bien impertinent, dit-elle au valet, de ne pas donner à cet enfant ce qu'il demande : obéissez-lui tout à l'heure. — Par ma foi, Madame, répondit le valet, il pourrait crier jusqu'à demain qu'il ne l'aurait pas. » A ces mots, la dame devint furieuse et prête à tomber en convulsions. Elle court, et passant dans une salle où était son mari avec quelques-uns de ses amis, elle le prie de la suivre et de mettre dehors l'impertinent qui lui résiste. Le mari, qui était aussi faible pour sa femme que celle-ci l'était pour son fils, la suit en haussant les épaules; et la compagnie se mit à la fenêtre pour voir de quoi il était question. « Insolent ! dit-il au

valet, comment avez-vous eu la hardiesse de dés-
obéir à Madame, en refusant à l'enfant ce qu'il
demande ? — En vérité, Monsieur, dit le valet, Madame n'a qu'à le lui donner elle-même. Il y a un
quart d'heure qu'il a vu la lune dans un seau d'eau,
et il veut que je la lui donne. » A ces paroles, le
mari et toute la compagnie partirent de grands
éclats de rire. La dame elle-même, malgré sa colère, ne put s'empêcher de rire aussi ; ensuite elle
fut si honteuse de cette scène, qu'elle se corrigea, et
parvint à faire un aimable enfant de ce petit être
maussade et volontaire.

DENIS.

L'enfant mal élevé, qui ne veut pas se gêner, se
rend presque aussi ridicule et aussi insupportable
que celui dont vous venez de parler. Voyez-le dans
une compagnie : il est distrait, n'écoute pas ce qu'on
dit ; si quelque curiosité fixe l'attention générale, il
est le seul à ne pas y jeter les yeux et à se retirer
dans un coin. Il rit lorsqu'on a annoncé quelque
chose de triste, et prend une mine sombre lorsqu'on
raconte une nouvelle agréable. Il s'écoute trop sur
sa santé, s'alarme au moindre mal, redoute les intempéries des saisons ; il se laisse ébranler par des
périls imaginaires ou même fort légers ; il fait le
mignard et affecte une grande sensibilité d'orga-

nes. Il aime toujours à surprendre les autres et à leur faire peur; il tire, en badinant, de la poche de ceux qui sont auprès de lui, le mouchoir, les papiers, un portefeuille, etc. Quand quelqu'un est près de s'asseoir, il retire la chaise pour le faire tomber; s'il voit quelqu'un endormi, il va le chatouiller avec une paille, une plume, un morceau de papier. Il ne fait pas d'attention à ce qu'il doit répondre. Il dit oui où il faut dire non, et non où il faut dire oui.

ÉMILE.

Voilà vraiment bien des défauts contre la bienséance.

DENIS.

Je vous en citerai bien d'autres, si vous daignez m'écouter avec un peu de patience. Pour amuser une compagnie, il fait des grimaces, tourne les yeux, contrefait l'ivrogne, joue le rôle de bouffon.

ANTOINE.

Il ne pense pas sans doute que personne ne doit s'avilir pour amuser les autres. Quel triste rôle que celui de bouffon, de calembouriste et de farceur! combien il a coûté cher à ceux qui ont voulu quelquefois le jouer! Voici un exemple entre beaucoup d'autres. Un bouffon, qui vivait du temps de Tibère, voyant passer un convoi, fit arrêter tous ceux qui le composaient, et s'adressant ensuite au mort, il lui dit : « Je t'ordonne de dire à Auguste que les legs qu'il avait faits en faveur du peuple ne sont pas encore payés. » Tibère, ayant appris cette scène, fit venir le bouffon devant lui, lui donna ce qui lui était dû, et l'envoya tout de suite au supplice en lui répétant ces paroles : « Allez, et dites à Auguste que vous êtes payé du legs qu'il avait fait en votre faveur. »

ÉMILE.

Oh là ! je crois que les bouffons seraient rares si on les punissait de cette manière.

HÉBERT.

Allons ! vous exagérez, vous autres ; bientôt il ne serait plus permis de rire ni de plaisanter, si l'on voulait s'assujettir à toutes les règles de la politesse.

DENIS.

Nous voulons cependant signaler encore quelques défauts qui en général ont pour principe les passions qui aveuglent l'esprit : l'orgueil, la colère, la jalousie, la paresse, etc. L'enfant qui se laisse dominer par ces vices est présomptueux : il se vante à tout propos, il se donne en tout pour modèle ; il n'est occupé que de sa personne et de sa parure. Il ne sait jamais avouer ses torts noblement et sans humeur, en disant : Je me suis trompé, j'ai fait une faute ; il rejette sur les autres le blâme qu'il mérite lui-même ; il étale le peu qu'il sait et n'a pas l'art d'en cacher une partie. Il est susceptible, et prend pour lui des choses qu'on dit en général dans la conversation ; il croit toujours que les autres se moquent de lui ; il porte la curiosité jusqu'à écouter aux portes ; il parle tout bas à l'oreille de l'un en regardant l'autre. Il badine avec les pincettes dans une maison où il se trouve, et s'amuse à tisonner le feu ; il se permet de cueillir des fruits et des fleurs dans le jardin d'une personne qu'il connaît à peine. Il est moqueur et vous rit au nez pour un rien ; il n'excuse jamais les autres, et même il exagère leurs fautes ; si quelqu'un raconte un fait, il ne manque jamais de dire d'un air méprisant : Il y a longtemps que je sais cela ; il donne aisément des sobriquets à ses amis. Il ne réprime pas assez sa colère et s'emporte pour une bagatelle ; dans les moindres divertissements, il ne sait point céder ; au jeu, il ne sait point gagner avec grâce et perdre avec noblesse ; pour payer ce qu'il a perdu il emprunte de l'argent, et il oublie de le rendre.

ANTOINE.

Continuons de rapporter encore les fautes que l'élève qui manque d'usage et de savoir-vivre commet contre la civilité. Cet enfant est curieux : il regarde

minutieusement les meubles, il les touche, les sent
quelquefois, il s'oublie jusqu'à les ouvrir ; il s'approche d'une table sur laquelle sont des papiers ouverts ou des lettres fermées, il les regarde et les remue. Si une personne lit quelques papiers, il veut
voir ce que c'est. Il s'attache parfois à une personne, lui demande son âge, son pays, sa fortune,
ses habitudes, celles de ses parents ; si quelqu'un
sort, il veut savoir où il va ; si quelqu'un entre, d'où
il vient. Il se fait rendre compte de tout : si l'on
passe un objet curieux, il s'en empare avant son
rang et dit tout haut : C'est peu de chose ; si l'on se
promène dans un jardin, il flaire et touche toutes
les fleurs, il en cueille quelques-unes, les met à sa
boutonnière ; il détache un fruit, casse une petite
branche, il fait tout comme s'il était chez lui ; il va
voir des lieux qu'on ne veut pas lui montrer, et
questionne sur des choses qu'il ne devrait pas même
soupçonner, vous croiriez qu'il exerce les fonctions
d'inspecteur des domaines privés ; son malheur est
de parler souvent quand il faudrait se taire, et de se
taire quand il faudrait parler.

Cet élève indiscret suit quelqu'un dans son appartement pour lui épargner la peine d'apporter une
chose ; il l'aide à chercher dans ses meubles, s'amuse
à manier ses bijoux. S'il fait une visite, il choisit

le temps qui l'accommode le mieux ou des heures
indues ; il arrivera au moment où l'on doit se mettre
à table, au moment d'un départ. Quand il se promène, il se met à la droite d'une personne au-dessus
de lui ; dans une rue, il prend le côté de la muraille ou le haut du pavé

ALPHONSE.

J'ajouterai à tout ce qui vient d'être dit, que cet
enfant étourdi croit toujours avoir besoin de parler
pour redresser ceux qu'il entend ; il les dément au
besoin, en disant : Ce n'est pas comme cela, Je ne
le crois pas, Vous vous trompez, Vous ne me ferez
jamais croire cela, C'est une histoire que vous in-
ventez. S'il veut raconter une anecdote plaisante, il
commence par dire : Vous allez bien rire, et on ne
rit pas ; il n'a jamais aperçu que les hommes sont
ainsi faits ; il parlera de l'histoire sans être bien
instruit des faits qu'il avance.

HÉBERT.

C'est bien ce qui arriva dans une assemblée nombreuse où l'on parlait des divers conquérants qui
avaient paru dans le monde. Un enfant demandait
sérieusement à son père si Louis XIV n'avait pas
remporté quelques victoires sur Alexandre. Il était
assez vaillant pour cela, répondit le père, mais il y
avait un petit obstacle à surmonter ; c'est qu'il aurait

fallu qu'Alexandre fût ressuscité, car il était mort bien des siècles avant que Louis XIV parût au monde.

— Eh! comment avez-vous vu cela? dit alors l'enfant. Je l'ai vu, reprit le père, en apprenant la chronologie, et vous le sauriez dans peu, si, par l'étude, vous vous mettiez bien les époques dans la tête.

DENIS.

L'enfant étourdi vous raconte des niaiseries, ses propres rêves qu'il suppose très-intéressants. Dans ses récits, il insiste sur des circonstances inutiles, il fait des digressions à perte de vue et s'égare; il blesse souvent par une indiscrète liberté en faisant des comparaisons odieuses; il vous dira, par exemple : Ce scélérat était grand, fort, et avait à peu près votre taille et votre mine. Pour se mieux faire comprendre, il dira : Je suppose que vous soyez un brigand, un libertin, un fou. S'il visite un de ses amis infirme, au lieu de le consoler, il lui raconte ses plaisirs, ses voyages, tout ce que l'autre regrette de ne pouvoir pas se procurer; puis il revient au malade. Il est bien fâcheux, lui dit-il, que vous ne puissiez venir avec nous. S'il fallait vous couper la jambe, ce serait triste à faire; M. un tel est mort d'une pareille opération. Le mal a fait des progrès. L'étourdi lui fait une seconde visite, et lui dit : Vous êtes plus

mal, on le voit bien, vous avez la figure toute dé-
composée, on dit que les médecins désespèrent de
vous ; mais rassurez-vous, ils se trompent souvent.
Le fatal secret est révélé et le malade n'aura plus de
paix.

ÉMILE.

Il n'est pas plus adroit dans ses compliments. Il a
appris en secret un accident qui humilie profondément un honnête homme, il l'aborde sans façon :
Monsieur, lui dit-il, je suis désolé du malheur qui
vous est arrivé. S'il fait une sottise, il croit la réparer en disant : Je vais rondement, tant pis pour les
gens susceptibles ; je suis franc, je ne sais pas cacher
ma pensée. Un élève impoli et malhonnête proposait
un jour à quelques dames une énigme. Devinez, leur
disait-il, quelle différence il y a entre un miroir et
une dame ; puis, après avoir beaucoup ri, il leur dit :
C'est qu'un miroir réfléchit sans parler, et que les
dames parlent sans réfléchir.

FAURE.

On pourrait bien attribuer tout ce que vous venez de dire, à un écolier que tout le monde connaît,
auquel on donne pour ce sujet l'épithète de ta-
quin : il aime à pincer ses voisins sans se laisser
voir, à les faire tomber quand ils courent, à les pousser quand ils se tiennent en repos, à tirer leur

mouchoir lorsqu'ils s'en servent, à fouiller dans leurs poches pour en tirer quelque chose qui puisse faire rire à leurs dépens, ou leur causer du déplaisir ; à cacher leurs affaires pour les forcer de chercher ; enfin à les tourmenter quelquefois jusqu'à les faire pleurer, pour le seul plaisir de s'amuser. C'est une espièglerie grossière, qui devient cruelle et intolérable, ou qui, pour le moins, fatigue et impatiente.

ANTOINE.

Rien ne peut excuser les malices, les mauvais tours qui font de la peine aux autres : un enfant chrétien ne doit jamais se les permettre.

FAURE.

Maxime, que vous connaissez, n'est pas méchant, mais il est lourd et maussade ; son esprit et son corps sont de même étoffe, il ébranle les planchers sur lesquels il marche, il ferme les portes avec fracas, chacun le connaît au bruit qu'il fait ; il rit aux éclats, il crache partout, il éternue horriblement, il bâille en gémissant, il chante tout seul, il siffle, il déclame, il frappe sur les meubles, il bat la caisse sur les épaules d'un ami assis devant lui, et pour toute excuse il dit qu'il est sans gêne, il ferait mieux de dire qu'il est malhonnête. Il va jusqu'à manier ses souliers en compagnie, relever son pantalon, tirer, arranger ses bas, brosser ses habits, et faire sa toilette, à peu près comme s'il était dans sa chambre à coucher. Il est parfois bizarre et ne se peut fixer en un lieu jamais deux heures de suite. Lorsqu'il est avec des personnes infirmes il voudrait se promener, lorsqu'il est avec des jeunes gens qui désireraient marcher, il veut s'asseoir et converser.

HÉBERT.

Certes! voilà bien des défauts.

ANTOINE.

La matière n'est cependant pas épuisée, chers amis, car les défauts de tact, de convenance, de politesse sont innombrables, il serait impossible d'en faire un examen complet. Nous avons signalé les principaux : pour les éviter ou s'en corriger, chacun a besoin de poursuivre l'œuvre.

HÉBERT.

C'est pour ma part ce que je me propose de faire tous les jours.

ONZIÈME ENTRETIEN.

**Manière de se comporter dans les églises,
les processions, etc.**

———

JULES, AUGUSTE, SIMON, SÉDULPHIN, LOUIS, VINCENT.

JULES.

Mes amis, n'oublions pas que si nous devons nous
comporter convenablement dans nos maisons, à
plus forte raison devons-nous le faire dans le lieu
saint : nous ne ferions donc pas mal, ce me semble,
d'avoir un entretien sur la manière de se conduire
dans les églises.

AUGUSTE.

Tiens ! est-ce qu'un chrétien ignore cela ?

JULES.

Malheureusement, il y en a qui l'ignorent, et
qui ne se tiennent pas dans les églises avec toute
la décence que demande un lieu si vénérable.

SIMON.

Il serait bon, pour que notre entretien fût profitable, d'entrer dans quelques détails, et de commencer par l'arrivée dans l'église.

JULES.

C'est bien ce que j'ai eu dessein de faire en vous proposant ce sujet.

SÉDULPHIN.

Comment ! vous ne savez pas encore la manière d'entrer dans la maison de Dieu !

LOUIS.

Ce n'est pas la faute de nos parents ou de nos maîtres, si nous ne le savons pas, car ils nous l'ont répété bien des fois.

JULES.

J'en conviens : cependant vous verrez qu'il arrive parfois que l'on n'est pas fidèle aux avertissements qu'on nous a si souvent réitérés.

LOUIS.

Voyons ; commencez.

JULES.

Si, mes bons amis, lorsque la nécessité ou la convenance nous oblige d'entrer dans la maison d'un particulier, nous devons prendre toutes nos mesures pour nous y présenter avec décence et honnêteté, à combien plus forte raison devons-nous en user de même lorsque nous entrons dans nos églises, qui sont le palais de Dieu même, de celui devant lequel tout ce qu'il y a de plus grand sur la terre n'est, pour ainsi dire, qu'un grain de poussière !

VINCENT.

C'est vrai, Jules ; mais que dire de ces jeunes gens qui entrent avec moins de révérence dans l'église, qu'ils ne le feraient dans des maisons ordinaires ?

AUGUSTE.

Ceux-là n'ont pas écouté ou n'ont pas compris les avis qu'on leur a donnés à ce sujet.

JULES.

Lorsque le jeune homme mal élevé se rend à l'é-glise, il part de sa maison avec tant de précipitation, qu'il oublie de prendre un livre ; et puis, quelle négligence dans son maintien ! ses cheveux sont tout ébouriffés, sa figure sale, ses souliers négligés, ses habits mal arrangés. Arrivé à la porte de l'église, il plonge la main tout entière dans le bénitier, et la retire en aspergeant ses camarades ou d'autres personnes qui se trouvent près de là.

SIMON.

Parle-nous un peu de son attitude pendant les offices.

AUGUSTE.

Pendant que les fidèles sont recueillis, il promène ses regards sur toutes sortes d'objets ; on dirait qu'il se croit dans un bazar. Il grimace comme les singes du Jardin des Plantes à Paris ; il appelle à demi-voix ses camarades ; il s'amuse avec une houssine ou une petite canne ; il passe la main sur son chapeau, sur ses cheveux ; il arrange sa cravate, son gilet, en sorte qu'à le voir vous diriez qu'il prend le lieu saint pour une boutique de coiffeur ou un cabinet de toilette.

JULES.

Ce n'est pas tout. Si ce jeune homme appartient à quelque école publique ou à quelque institution, il vous sera facile de reconnaître sa place à l'église, par les noyaux, les pépins, les écales, écorces ou chiffons de papier dont elle est parsemée avec une profusion qui s'étend jusqu'à ses voisins. Ces objets vous indiquent suffisamment quelle a été son occupation pendant les saints offices. Une douzaine de ses pareils donneraient, à eux seuls, de la besogne aux personnes chargées de balayer et de tenir propre le sol du saint temple.

LOUIS.

Le jeune homme mal élevé ne s'en tient pas là : ses espiègleries vont jusqu'à passer la main derrière ses voisins, pour leur tirer les cheveux, les pincer ; il leur donne des sobriquets, et fait mille autres choses inconvenantes, surtout à cause de la sainteté du lieu et du respect avec lequel on doit se tenir devant Notre-Seigneur présent au très-saint Sacrement.

Lorsqu'on distribue le pain bénit, il avance précipitamment la main vers la corbeille, et semble
dévorer des yeux les morceaux qui lui paraissent
les plus gros et le mieux à son goût. Il ne fait pas
attention que cette offrande, étant un symbole du
repas de Jésus-Christ avec les Apôtres, ne peut pas
être un appât offert à l'appétit sans discernement et
sans une pensée religieuse, et qu'on doit la recevoir
avec respect et recueillement.

Cette conduite, de la part d'un enfant, est très-
blâmable.

Elle est indigne d'un chrétien. N'est-ce pas une
honte pour nous, disciples de Jésus-Christ, éclairés
du flambeau de la vraie foi, de nous tenir dans nos
églises avec moins de révérence que les Turcs, les
infidèles, ne paraissent dans leurs mosquées, qui
après tout ne sont à leur égard que des maisons
pour la prière publique !

Serais-tu assez bon pour nous dire comment les
Musulmans se comportent dans leurs mosquées ?

Chez les sectateurs du Coran, un cavalier qui ne

descendrait pas de cheval en passant devant le lieu destiné à la prière, serait rigoureusement puni. Ils n'y entrent que nu-pieds, les mains jointes et dans un profond recueillement : ils y sont si attentifs et si modestes, qu'ils semblent être plutôt des religieux que des barbares ; ils donnent plusieurs fois du front en terre. Pendant tout le temps qu'ils sont en prières, on n'en voit pas un seul qui ose tourner la tête. C'est un crime de dire un mot à un autre. Quelque chose que l'on dise à un Turc, lorsqu'il est en prières, il ne répond pas : on le maltraiterait qu'il ne regarderait pas qui l'a frappé.

LOUIS.

Je suis désireux de savoir comment les Chrétiens doivent entrer dans leurs églises.

JULES.

Il faut d'abord avoir soin d'y aller modestement habillé, c'est-à-dire avec des habits convenables à son état ; avoir le visage et les mains propres ; marcher modestement. Si l'on y va avec ses parents, lorsqu'on est près d'arriver au bénitier, il convient de les devancer de quelques pas, prendre pieusement de l'eau bénite, la leur présenter en faisant une petite inclination de tête. Ceux qui ont des gants doivent les ôter, les militaires et autres personnes qui portent l'épée doivent la déposer, en servant la messe, en se confessant et en communiant.

VINCENT.

On doit éviter d'y mener un chien avec soi, de s'y entretenir avec d'autres personnes : ce sont là des choses inconvenantes et tout à fait irréligieuses. Saint Jean l'Aumônier ne souffrait pas qu'on y parlât ; il chassait publiquement tous ceux qui se rendaient coupables de cette irrévérence. « Si vous êtes venus ici pour prier, leur disait le zélé prélat, n'employez point à autre chose votre esprit et votre langue ; si c'est pour parler de choses inutiles et profanes, écoutez, mes frères, écoutez ce que Jésus-Christ dit lui-même dans l'Evangile : *La maison de Dieu sera nommée la maison de prière ; gardez-vous donc bien d'en faire une caverne de voleurs.* »

SIMON.

Peut-on, lorsqu'on se trouve dans une paroisse étrangère à la sienne, entrer à l'église avec un sentiment de curiosité, admirer l'architecture, les peintures, les décorations, etc. ?

JULES.

Il ne faut jamais, mes bons amis, entrer dans un sanctuaire quel qu'il soit, sans y adorer le très-saint Sacrement, et y faire quelques prières. Il est bien permis, après cela, de visiter le saint temple, et même d'y admirer les produits de l'art chrétien ;

mais il ne faut pas le faire, autant qu'il est possible, pendant les instructions, les offices, et surtout pendant la célébration des saints Mystères.

SIMON.

Permettez que je vous rapporte, à ce sujet, une petite histoire. Un jeune garçon, âgé de 12 ans, entra un jour dans une chapelle dédiée sous le nom de la Mère de Dieu ; au lieu de faire comme tout bon Chrétien, c'est-à-dire se mettre à genoux et y adorer Jésus-Christ dans le sacrement de son amour, il s'occupa à examiner les fresques qui ornaient les murs et la voûte du pieux édifice ; à regarder les autres peintures à l'huile, en un mot, il agit dans ce sanctuaire vénérable, comme on le ferait dans un musée. Le soir, arrivé à sa maison, il se met à faire un long récit de tout ce qu'il avait vu dans le saint lieu. Lorsqu'il eut terminé, sa sœur, qui l'avait écouté très attentivement, lui dit : « Mon frère, combien as-tu récité d'*Ave, Maria*, dans cette chapelle que tu dis être très belle ?... » Le petit garçon rougit à cette demande inattendue, de la part de sa sœur, et lui avoua qu'il n'y avait fait aucune prière. Repris ensuite fortement par sa mère, à cause d'une pareille conduite, l'enfant promit qu'il n'entrerait plus dorénavant dans une église sans y faire une fervente prière.

VINCENT.

Est-il nécessaire que cette prière soit bien longue?

JULES.

Ce n'est pas la longueur des prières qui les rend bonnes; l'essentiel consiste à les bien faire, et à ce sujet je vais vous rapporter un fait tiré des Vies des Pères des déserts. Un solitaire d'Égypte vint demander à saint Macaire comment il devait prier : « Mon frère, lui répondit le saint abbé, il n'est pas besoin d'employer beaucoup de paroles, il suffit d'étendre les mains vers le ciel, et de dire: *O mon Dieu! que votre volonté soit faite!* Et quand vous vous sentirez combattu par quelque tentation pressante, dites du fond de votre cœur: *O mon Père! secourez-moi!* car Dieu sait bien ce qui vous est nécessaire. »

AUGUSTE.

Vous faites de cet entretien un vrai *catéchisme.*

JULES.

Ignores-tu que la prière est la chose la plus essentielle pour un chrétien, et que notre obligation est d'en parler?

AUGUSTE.

Oui; mais pas ici...

JULES.

Un bon soldat ne rougit pas de parler de ses

armes qui doivent le défendre au jour du combat...
Eh bien ! la prière est l'arme défensive du chrétien !
Si nous prions, si nous avons confiance en Dieu,
nous ne craindrons rien. — Écoutez, s'il vous plaît,
le trait suivant :

Alphonse, roi d'Aragon et de Sicile, faisant marcher son fils contre les Florentins avec une grande
armée, lui dit entre autres choses: « Le principal
conseil que je vous donne est de compter moins sur
votre courage et sur l'intrépidité de vos soldats que
sur le secours du Dieu tout-puissant. Croyez-moi,
mon fils, ce n'est pas la capacité du général, ni la
docilité des troupes, mais la volonté de Dieu qui
donne la victoire. Si sa main ne vous dirige, toute
votre expérience militaire vous sera inutile; et c'est
par une piété solide, par une vie innocente et sans
reproches, qu'on se la rend favorable. Adorez donc
l'Être suprême, mon cher fils; n'ayez de confiance
qu'en lui seul, puisque c'est à lui seul que vous
devrez vos succès et tout le bien que vous pourrez
faire... »

L'exemple de ce grand prince donnait de l'ef-
ficacité à ses conseils, car jamais roi ne fut plus
attentif à rendre à la Divinité l'honneur que lui doit
tout ce qui respire. Telle était sa prière ordinaire .
« Je vous remercie humblement, ô mon Dieu ! de

ce qu'au lieu de m'avoir placé au nombre des animaux dépourvus de raison, non-seulement vous m'avez créé homme, mais vous m'avez fait chrétien, et maître d'un royaume où je puis être l'instrument de votre bienfaisance. »

SIMON.

Je me rappelle un trait frappant, tiré de l'histoire de notre patrie, permettez que je vous le rapporte.

L'un des plus illustres capitaines dont s'honore la France, le grand Turenne, savait toujours, au milieu même des occupations les plus graves, trouver le temps et les moyens de remplir ses devoirs religieux. On le vit plus d'une fois, quelques heures avant de livrer bataille, dans ces moments pleins de trouble et d'inquiétude où l'esprit, agité de mille pensées diverses, semble devoir être emporté hors de lui-même ; on le vit, dis-je, implorer par la prière le secours et la protection du Dieu des armées. Il s'écartait dans les bois, et seul, la pluie sur la tête, les genoux dans la boue, il adorait dans cette humble posture le maître du sort et de la vie des hommes.

Le même Turenne, avant l'attaque des lignes d'Arras, fit faire des prières publiques à la tête de chaque bataillon et de chaque escadron, pendant plusieurs jours, pour le succès de cette entreprise. A son exemple, presque tout le monde se confessa et communia; et, suivant le témoignage d'un témoin oculaire, Jacques II, roi d'Angleterre, jamais on ne vit dans aucune armée tant de marques d'une véritable dévotion.

SÉDULPHIN.

Le même esprit de piété vient d'animer nos héroïques soldats de Crimée. On lit dans une lettre : « Le dimanche de Pâques, 8 avril 1855, l'aumônier de l'ambulance de la tranchée eut la pieuse idée de faire dresser une tente en arrière du camp, de façon que cette chapelle improvisée se trouvait vue des corps placés en avant de nous, et de ceux en arrière, sur une hauteur telle qu'elle pouvait être vue des tranchées. Bien des soldats qui, dans la rude nuit du 7, n'avaient pu fermer l'œil, se levèrent et vinrent s'agenouiller.

» Le service divin commença, la sonnette du prêtre était remplacée par un clairon. Il était beau de voir ces soldats qui venaient de braver mille fois la mort, et allaient la braver encore, retremper leur âme auprès du Dieu que, dans leur enfance, leur pauvre mère leur avait appris à aimer et à prier. Le calme, le recueillement de tous ces hommes noircis par la poudre, était quelque chose d'imposant.

» La messe se poursuit : vient l'élévation, le clairon sonne aux champs. A ce moment, le plus solennel de tous, aucun bruit ne se fait entendre dans les camps, si ce n'est le clairon de l'autel ou la grande voix de mille canons, qui un instant avait semblé se taire, pour former une immense salve au pieux sacrifice. »

LOUIS.

Nous nous écartons de notre sujet : ce n'est pas sur la prière que doit rouler notre entretien.

JULES.

Cette digression ne nous fera pas de mal, d'autant plus que c'est un sujet religieux qui fait l'objet de notre conversation.

SIMON.

Si nous parlions maintenant de la manière dont il faut assister à la Messe?

SÉDULPHIN.

Mais tout chrétien doit savoir cela.

SIMON.

Malheureusement il n'en est pas ainsi, et l'on en voit qui ne savent comment se tenir; d'autres qui restent debout lorsqu'il faut être à genoux, ou qui se tiennent dans le lieu saint avec moins de recueillement que s'ils étaient à un théâtre ou assistaient à une fête mondaine.

JULES.

Pour bien entendre la sainte Messe, il faut avoir

en main un livre, suivre le prêtre dans les différentes parties du saint Sacrifice, ou s'occuper à toute autre prière vocale ou mentale : c'est en agissant ainsi que l'on se rendra Dieu propice et favorable.

LOUIS.

Je sais bien tout cela ; mais quelquefois ce qui m'embarrasse le plus, c'est que j'ignore la posture dans laquelle on doit se tenir.

JULES.

Ecoutez. Aux Messes basses, on doit être à genoux ou debout, à moins qu'on ne soit incommodé. Aux Grand'Messes, c'est un usage assez universel de s'asseoir pendant le *Kyrie*, le *Gloria in excelsis*, l'Epître, le Graduel et les autres parties de la Messe jusqu'au Canon, en observant toutefois de se tenir debout pendant l'Évangile. Pendant le Canon, il convient d'être à genoux, hors le cas d'infirmité.

SÉDULPHIN.

Certains enfants, pendant l'élévation, s'étendent presque de tout leur long : cela me semble ridicule.

JULES.

Il n'est pas nécessaire, pendant ce moment solennel, que la tête touche à terre : il suffit de s'incliner pieusement, et on doit éviter surtout de regarder de côté et d'autre.

SIMON.

Je me rappelle à ce sujet un trait bien propre à nous édifier. Dans une chapelle où saint Louis, roi de France, assistait au saint Sacrifice, par un miracle éclatant, comme le prêtre élevait les saintes espèces, on aperçut à la place de la sainte Hostie un petit enfant tout radieux. A la vue de ce prodige tous les assistants crièrent au miracle ; mais le saint roi, modestement prosterné, demeura immobile et répondit à ceux qui lui demandaient pourquoi il n'avait pas regardé, qu'il n'avait pas besoin de preuves pour croire fermement que Jésus-Christ réside corporellement dans le Sacrement de l'autel.

JULES.

Si nous n'avons pas une foi semblable à celle de ce pieux monarque, tâchons au moins, par notre bonne tenue à la sainte Messe, et surtout au moment de l'élévation, d'édifier autant que possible les personnes qui nous entourent.

VINCENT.

Il arrive quelquefois que des enfants se permettent, dans les églises où il y a un orgue, de suivre avec la tête le ton de cet instrument, ou bien de battre la mesure avec les pieds ou les doigts. D'autres fois ils troublent le chant, soit en se mettant hors du ton, soit en allant trop vite ou trop lentement, soit en fredonnant les Oraisons, la Préface, le *Pater* avec le célébrant, ce qui me paraît très-inconvenant.

JULES.

Un enfant qui en agirait ainsi prouverait, par le fait même, qu'il n'a reçu aucune éducation. — Il ne faut pas cesser d'être recueilli pendant le temps du saint Sacrifice, et ne pas perdre de vue que le chant et la musique des églises nous figurent les concerts mélodieux que les Justes entendent et entendront éternellement dans la Jérusalem céleste.

SÉDULPHIN.

Il faut convenir que les cérémonies de l'Église ont quelque chose de touchant et de majestueux.

JULES.

Oui, mon ami, et sainte Thérèse disait à ce sujet qu'elle donnerait sa tête pour la plus petite cérémonie de notre religion.

SÉDULPHIN.

Il faut, mes amis, ne pas oublier que pour prendre goût aux cérémonies saintes de notre culte, il faut avoir de la piété; sans cela on y assiste avec dédain et langueur.

LOUIS.

C'est vrai : la piété fait trouver le service de Dieu doux et aimable, d'où il résulte que celui qui possède cette précieuse vertu, ne s'ennuie pas aux offices divins.

JULES.

La piété a fait de tout temps la consolation du pauvre ainsi que celle du riche ; c'est cette vertu qui est cause de bien des actions éminentes. Veuillez, je vous prie, écouter l'histoire que je vais vous rapporter.

Le grand Constantin, ayant embrassé le christianisme, résolut d'orner Jérusalem d'un monument digne de son respect pour cette terre sacrée. Sainte Hélène, sa mère, remplie de ce noble dessein, partit de Rome pour l'exécuter et pour trouver quelques consolations sur les vestiges du Sauveur. Agée de soixante-dix-neuf ans, elle ne se rebuta pas des fatigues d'un si long voyage. A son arrivée, sa piété fut attendrie en voyant l'état déplorable où était le Calvaire. Les païens, pour étouffer le christianisme dans son berceau même, avaient pris à tâche de défigurer ce lieu : ils avaient élevé sur la colline quantité de terre, et après avoir couvert le sol de grandes pierres, ils l'avaient environné d'une muraille. C'était depuis longtemps un temple consacré à Vénus, où la statue de cette impudique déesse recevait un encens profane, et éloignait les Chrétiens, qui n'osaient approcher de ce lieu qui leur était devenu en horreur.

Ils avaient perdu jusqu'à la mémoire du sépulcre de Jésus-Christ. Hélène, sur les indices d'un Hébreu plus instruit que les autres, fit abattre la statue et le temple, enlever les terres qui furent jetées loin de la ville, et découvrit le sépulcre. En fouillant aux environs, on trouva trois croix, les clous dont le Sauveur avait été attaché, et, séparément, l'inscription telle qu'elle est rapportée par les évangélistes. Un miracle fit distinguer la Croix de Jésus-Christ ; et ce précieux instrument de notre Rédemption, après avoir été enseveli pendant près de trois cents ans, reparut, pour s'élever à son tour sur les ruines de l'idolâtrie.

La découverte d'un si riche trésor combla de joie le pieux empereur. Il ne pouvait se lasser de louer la Providence qui, ayant si longtemps conservé un bois de lui-même corruptible, le manifestait enfin au ciel et à la terre, lorsque les Chrétiens, devenus libres, pouvaient marcher sans crainte sous leur étendard général. Il fit aussitôt bâtir une superbe basilique dans ce saint lieu, et il ordonna à l'évêque Macaire de ne rien épargner pour en faire le plus bel édifice de l'univers. Il chargea Dracilien, vicaire des préfets, et gouverneur de Palestine, de fournir tous les ouvriers et les matériaux que demanderait le prélat. Il envoya lui-même les pierreries, l'or et les plus beaux marbres. Voici la description que fait Eusèbe de ce temple magnifique :

« La façade, superbement ornée, s'élevait sur un large parvis, et donnait entrée dans une vaste cour bordée de portiques à droite et à gauche. On entrait dans le temple par trois portes du côté de l'occident. Le bâtiment se divisait en trois corps. Celui du milieu, que nous appelons la *nef*, et qu'on nommait proprement la *basilique*, était très-étendu dans ses dimensions, et fort élevé. L'intérieur était incrusté des marbres les plus précieux ; au dehors, les pierres étaient si bien liées et d'un si beau poli, qu'elles rendaient l'éclat du marbre. Le plafond formé de planches exactement jointes, décoré de sculptures, et revêtu entièrement d'un or très-pur et très-éclatant, semblait un océan de lumière suspendu sur toute la basilique. Le toit était couvert de plomb. Vers l'extrémité s'élevait un dôme en plein cintre, soutenu par douze colonnes, dont le nombre représentait celui des Apôtres. Sur les chapiteaux étaient placés autant de grands vases d'argent. De chaque côté de la basilique s'étendait un portique, dont la voûte était enrichie d'or ; les colonnes, qui lui étaient communes avec la basilique, avaient beaucoup d'élévation ; l'autre partie portait sur des pilastres très-ornés. On avait pratiqué sous terre un autre portique qui répondait au supérieur dans toutes ses dimensions. De l'église on passait dans une seconde cour pavée de belles pierres polies, autour de laquelle régnaient, de trois côtés, de longs portiques. Au bout de cette cour, et au chef de tout l'édifice, était la chapelle du Saint-Sépulcre, où l'empereur s'était efforcé d'imiter, par l'éclat de l'or et des pierres précieuses, la splendeur dont avait brillé ce saint lieu au moment de la Résurrection. Cet édifice, commencé sous les yeux de sainte Hélène, ne fut achevé et dédié que huit ans après. Il n'en reste plus de vestiges, parce qu'il a été plusieurs fois ruiné. Dès ce temps-là commencèrent les pèlerinages et les offrandes des Chrétiens, que la dévotion appelait de toutes les parties du monde dans cette heureuse contrée, sanctifiée par la présence et par le sang d'un Dieu.

SÉDULPHIN.

Cette histoire nous intéresse, et nous ne pouvons nous lasser d'entendre parler de ce religieux empereur et de sa sainte mère.

JULES.

Si la chose est ainsi, et que vous vouliez me le permettre, je vous raconterai quelques autres traits de ce religieux monarque et de cette auguste princesse.

La piété de Constantin, animée de plus en plus par

celle de sa mère, ne se borna point à cette preuve éclatante. La pieuse impératrice, pour remplir ses intentions, bâtit encore deux autres églises : l'une à Bethléem, dans le lieu où était né le Sauveur ; l'autre sur le mont des Oliviers, d'où il s'était élevé au ciel. La pompe des édifices ne fut pas son seul objet : sa magnificence se fit encore bien mieux connaître par les bienfaits qu'elle aimait à répandre sur les hommes. Dans le cours de ses voyages, elle versait sur le public et sur les particuliers les trésors de l'empereur, qui fournissait sans mesure à toutes ses libéralités ; elle embellissait les églises et les oratoires des moindres villes ; elle faisait de sa propre main des largesses aux soldats ; elle nourrissait et habillait les pauvres ; elle délivrait les prisonniers, faisait grâce à ceux qui étaient condamnés aux mines, tirait d'oppression ceux qui gémissaient sous la tyrannie des grands, rappelait les exilés : en un mot, dans ce pays, autrefois habité par le Sauveur du monde, elle retraçait son image ; faisant pour les corps ce qu'il y avait fait pour les âmes. Ce qui la rapprochait encore davantage de cette divine ressemblance, c'était la simplicité de son extérieur, et les pratiques d'humilité qui voilaient la majesté impériale sans l'avilir. On la voyait prosternée dans les églises, au milieu des autres femmes, dont elle ne se distin-

guait que par sa ferveur. Elle assembla plusieurs
fois toutes les filles de Jérusalem qui faisaient profession de virginité, elle les servit à table, et ordonna
qu'elles fussent nourries aux dépens du public. Sainte
Hélène ne vécut pas longtemps après cette pieuse
conquête ; elle vint rejoindre son fils, et mourut dans
ses bras après l'avoir fortifié dans la foi par ses
dernières paroles, et après l'avoir comblé de bénédictions.

Constantin fut fidèle à ces saintes instructions : il
s'efforça de suivre les grands exemples qu'elle lui
laissait pour héritage, et d'imiter sa religieuse ferveur. Il la fit éclater surtout au dernier moment de sa
vie : sentant sa fin approcher, il demanda le baptême, afin de laver dans les eaux salutaires de la
grâce toutes les taches de ses années passées. Rempli
de sentiments de pénitence, humblement prosterné
sur la terre, il demanda pardon à Dieu, confessa ses
fautes, et reçut l'imposition des mains; puis, ayant fait
assembler les évêques : « Le voici donc arrivé, leur
dit-il, ce jour heureux après lequel j'ai soupiré
avec tant d'ardeur. Je vais recevoir le sceau de l'immortalité. J'avais dessein de laver mes péchés dans
les eaux du Jourdain, que notre Sauveur a rendues si
salutaires, en daignant s'y baigner lui-même. Dieu,
qui sait mieux que nous ce qui nous est avantageux,

me retient ici ; il veut me faire ici cette faveur. Ne tardons plus. Si le souverain Arbitre de la vie et de la mort juge à propos de me laisser vivre, s'il me permet encore de me joindre aux fidèles pour participer à leurs prières dans leurs saintes assemblées, je suis résolu de me prescrire des règles de vie qui soient dignes d'un enfant de Dieu. » Quand il eut achevé ces paroles, les évêques lui conférèrent le baptême, selon les cérémonies de l'Église, et le rendirent participant des saints Mystères. Le prince reçut ce sacrement avec joie et reconnaissance ; il se sentit comme renouvelé et éclairé d'une lumière divine. On le revêtit d'habits blancs ; son lit fut couvert d'étoffes de même couleur, et dès ce moment il ne voulut plus toucher à la pourpre. Il remercia Dieu à haute voix de la grâce qu'il venait de recevoir, et ajouta . « C'est maintenant que je suis vraiment heureux, vraiment digne d'une vie immortelle. Quel éclat de lumière luit à mes yeux ! Que je plains ceux qui sont privés de ce bien ! » Comme les principaux officiers de ses troupes venaient, fondant en larmes, lui témoigner leur douleur de ce qu'il les laissait orphelins, et qu'ils priaient le Ciel de lui prolonger la vie : « Mes amis, leur dit-il, la vie où je vais entrer est la véritable vie. Je connais les biens que je viens d'acquérir, et ceux qui m'attendent encore. Je me hâte d'aller à Dieu. »

Jamais prince ne fut plus regretté. Dès qu'il eut rendu le dernier soupir, ses gardes donnèrent des marques de la douleur la plus vive : ils déchiraient leurs habits, se jetaient à terre, et se frappaient la tête. Au milieu de leurs sanglots et de leurs cris lamentables, ils l'appelaient leur maître, leur empereur, leur père. Les tribuns, les centurions, les soldats, si souvent témoins de sa valeur dans les batailles, semblaient vouloir encore le suivre au tombeau : cette perte leur était plus sensible que la plus désastreuse défaite. Les habitants de Nicomédie, où était alors Constantin, couraient tous confusément par les rues, mêlant leurs gémissements et leurs larmes. C'était un deuil particulier pour chaque famille ; et chacun, pleurant son prince, pleurait son propre malheur.

AUGUSTE.

Après la description que vous nous avez faite des magnifiques églises bâties sur l'emplacement même où se sont opérés les grands mystères de notre rédemption, nous nous sentons animés du désir de visiter ces saints lieux ; avec quelle dévotion n'y assisterions-nous pas à la célébration du divin Sacrifice !

JULES.

Ce désir est une marque de votre sincère piété ; cependant tout ce que la naissance et le séjour du divin Enfant pendant quelques semaines dans l'étable de Bethléem, ce que son habitation pendant trente ans dans la maison de Nazareth, le peu d'heures qu'il a été sur le calvaire et dans le sépulcre, ont communiqué de sainteté à ces lieux, en sorte qu'ils sont devenus vénérables aux fidèles et le seront jusqu'à la fin des siècles, nous le retrouvons même dans la plus pauvre église où ce divin Sauveur daigne résider jour et nuit au milieu de nous.

LOUIS.

Le respect pour la religion doit-il se borner à un maintien convenable dans le saint lieu ?

SIMON.

Notre révérence doit s'étendre, même au dehors, à tout ce qui a rapport à la piété, comme les processions, les croix, les images et les reliques des saints, les personnes consacrées à Dieu, telles que MM. les ecclésiastiques, les religieux et les religieuses.

AUGUSTE.

Comment devons-nous nous régler quant aux processions ?

JULES.

Si nous faisons partie du cortége, nous devons édifier les fidèles par notre recueillement et la ferveur de nos prières.

Si nous sommes simplement spectateurs, nous devons, pendant tout le temps que passe la procession, nous tenir dans une attitude respectueuse, et surtout bien nous garder de troubler la cérémonie, soit en traversant les rangs, soit en parlant haut, et en faisant quelque autre chose qui détourne l'attention des fidèles. Voilà pour les processions qui ont lieu en temps de jubilé, de pénitence ou en certaines solennités de l'Église. Quant à celles où l'on porte le très-saint Sacrement, il convient d'y assister avec tous les sentiments possibles de respect et d'adoration, se tenant découvert pendant tout le temps, se prosternant au passage du divin Sauveur, se gardant bien de causer, de jeter çà et là des regards trop curieux pour voir les cérémonies, la richesse des ornements, etc., au lieu de porter notre principale attention à Jésus-Christ, le priant de bénir nous, nos familles, nos demeures, et lui faisant en même temps une amende honorable pour tant de mauvais chrétiens qui le méprisent ou l'outragent dans le sacrement de son amour.

VINCENT.

Que devons-nous faire lorsque l'on porte le saint Viatique?

SIMON.

Quoique la cérémonie de porter le saint Viatique ne se fasse pas avec toute la pompe et la solennité qu'on déploie dans la procession du très-saint Sacrement, c'est pourtant toujours le même Dieu qui passe par nos rues, que ses ministres portent dans nos demeures. Aussitôt qu'on entend la clochette qui annonce aux fidèles le passage d'un prêtre portant le saint Viatique, ceux qui ne font pas partie du pieux cortége, doivent au moins, s'ils le peuvent, cesser leur travail, se mettre à genoux, adresser à Dieu quelque prière pour l'infirme qu'on va administrer, et, faisant un salutaire retour sur eux-mêmes, demander la grâce de ne pas partir de ce monde sans être munis d'un secours aussi nécessaire pour le grand voyage de l'éternité.

Dans des contrées peu éloignées de la France, lorsque l'on porte le saint Viatique, le soir ou à une heure quelconque de la nuit, les fidèles ont la louable coutume d'illuminer spontanément la façade des maisons qui sont le long des rues que parcourt le cortége, depuis l'église jusqu'à la demeure du malade.

AUGUSTE.

Mais ces marques de piété et de dévotion ne regardent probablement que le simple peuple.

20

SÉDULPHIN.

Détrompe-toi : de tout temps les personnages les plus éminents en dignité et des princes même ont témoigné le respect le plus profond envers le Sacrement de nos autels.

Sans parler de la piété qu'ont manifestée envers le très-saint Sacrement, un saint Louis roi de France, un saint Henri empereur d'Allemagne, un saint Edouard roi d'Angleterre, un saint Canut roi de Danemark, je citerai, à l'appui de ce qu'on vient de dire, quelques exemples plus voisins de notre temps.

Saint François de Borgia, grand d'Espagne, étant encore dans le monde, attaché à la cour de Charles-Quint, avec le titre de duc de Gandie, commanda qu'on sonnât la grosse cloche chaque fois qu'on devait porter le saint Viatique à quelque infirme, afin de pouvoir l'accompagner lui-même lorsque ses occupations le lui permettaient.

Philippe II, roi d'Espagne, un des plus grands princes de son siècle par sa sagesse, son équité et sa magnificence, étant sorti de Madrid pour se promener en voiture, trouva le desservant d'une petite paroisse de la campagne qui, précédé d'un enfant, portait le saint Viatique à un malade. Le monarque descendit aussitôt de son carrosse, y fit monter le prêtre, qu'il accompagna, la tête nue et la main à la portière, jusqu'à ce qu'il fût arrivé chez le malade. C'était un pauvre jardinier. Le prince assista avec la plus grande dévotion à toute la cérémonie. Il fit ensuite une aumône considérable à celui qu'on venait d'administrer, et remontant dans son carrosse avec le prêtre, qu'il fit mettre à la place la plus honorable, il le ramena jusqu'à son église ; imitant en cela l'exemple d'un de ses plus illustres ancêtres, *Rodolphe* de Habsbourg, tige de la maison d'Autriche, dans laquelle la piété et la religion ont de tout temps été héréditaires. Ce prince étant à la chasse, rencontra un curé qui portait le saint Viatique. Il descendit de cheval, y fit monter le prêtre, et conduisit lui-même le cheval par la bride.

JULES.

A ces exemples, vous voudrez bien me permettre d'en ajouter deux autres qui se rapprochent encore plus de nous, et qui ont été donnés presque de nos jours.

Charles-Félix, roi de Sardaigne, avait reçu de ses ancêtres non-seulement la couronne qu'il porta très-glorieusement jusqu'à sa mort, arrivée en 1831, mais encore les sentiments de piété et de religion dont l'auguste Maison de Savoie fournit dans tous les siècles de si lumineux exemples. Ce prince, après avoir donné ses soins aux affaires de ses Etats, faisait régulièrement une promenade aux environs de sa capitale. Lorsque dans ses sorties, il rencontrait un prêtre portant le saint Viatique, aussitôt ce monarque faisait arrêter tous les gens de sa suite, et, quoique travaillé de la goutte, descendait péniblement de sa voiture, quelque temps qu'il fît, se tenait à genoux sur un carreau, et ne remontait en carrosse qu'après avoir reçu, en cette posture respectueuse, la bénédiction qui lui était donnée avec le saint ciboire.

Le dernier exemple, digne de clore tout ce que nous avons rapporté à ce sujet, a été donné, il y a quelques années, par notre Saint-Père le Pape Pie IX, siégeant glorieusement sur la chaire du prince des Apôtres. Ce souverain Pontife, comme le religieux monarque dont je vous ai entretenus un peu plus haut, faisait une promenade, lorsque vint à passer un prêtre portant le saint Viatique. Aussitôt il descend de sa voiture, s'empresse de prendre un flambeau et se mêle à la troupe des pieux fidèles pour accompagner Notre-Seigneur qui allait se donner à une pauvre femme très-âgée et gravement malade. Quand tout le monde fut entré dans cette chétive demeure, Sa Sainteté voulut présider Elle-même à l'administration des derniers sacrements, et ne partit de là qu'après avoir adressé des paroles d'édification et d'encouragement à l'infirme, et de consolation aux autres personnes de la famille, à laquelle il laissa une aumône abondante.

AUGUSTE.

Quelles marques de respect devons-nous donner aux ecclésiastiques et autres personnes consacrées à Dieu ?

SÉDULPHIN.

Lorsque nous rencontrons des prêtres, surtout M. le curé, MM. les vicaires de la paroisse ou autres ecclésiastiques, nous devons être les premiers à les saluer. Ces personnes tiennent à notre égard la place de Dieu même, puisque Jésus-Christ leur a dit en la personne des Apôtres : « Celui qui vous écoute, m'écoute ; et celui qui vous méprise, me méprise. » De plus, ce sont eux qui, selon saint Paul, veillent sur nous comme devant rendre compte de nos âmes.

Saint Antoine, abbé, rencontrant quelque prêtre, se mettait aussitôt à genoux, et ne se relevait qu'après avoir reçu sa bénédiction.

Nous devons aussi respecter les religieux, les religieuses, puisque ces personnes ont tout abandonné pour se consacrer entièrement au Seigneur, soit pour la prédication, l'enseignement, le soin des malades, l'assistance des pauvres, soit pour détourner par leurs prières et leurs pénitences, les fléaux de la justice divine prêts à éclater sur le monde coupable.

Gardons-nous bien de parler en mal d'aucune de ces personnes. Constantin le Grand ayant reçu des Ariens, hérétiques de son temps, quelques mémoires contre des évêques catholiques, les jeta au feu sans en avoir lu un seul; et le même prince avait coutume de dire que s'il voyait un ecclésiastique commettre une faute, il le couvrirait de sa pourpre impériale.

JULES.

Comme cet entretien a été fort long, pour ne pas abuser de la patience de nos compagnons, je crois que nous pouvons terminer ici un sujet dont la matière est cependant si abondante. Rappelons-nous, quant aux églises, et à tout ce qui concerne le culte de Dieu et la religion, les avis que nous ont donnés nos parents et nos maîtres; la fidélité avec laquelle nous les mettrons en pratique sera pour nous et pour nos familles une source de bénédictions.

DOUZIÈME ENTRETIEN.

De nos devoirs envers les défunts.

ALPHONSE, ÉDOUARD, FRANÇOIS, CHARLES, ÉTIENNE.

ALPHONSE.

Chers amis, après avoir parlé, dans nos entretiens, des devoirs que la politesse et la bienséance nous imposent envers nos supérieurs et nos égaux, et de la bonté avec laquelle il nous faut traiter nos inférieurs, il me paraît convenable de consacrer cette dernière séance au culte des morts, c'est-à-dire à ce que nous devons à ceux qui, après nous avoir précédés dans le sentier de la vie, sont entrés dans leur éternité.

FRANÇOIS.

Cette pensée ne pouvait pas venir plus à propos, d'autant plus que nous y sommes tous intéressés ; car il n'y a personne d'entre nous qui n'ait à pleurer des parents dont la mémoire sera toujours chère à notre cœur.

CHARLES.

Avant d'entrer en matière, je désire savoir si le culte des morts est très-ancien.

ÉDOUARD.

Les honneurs que l'on rend aux défunts remontent aux siècles les plus reculés : chez tous les peuples, civilisés ou sauvages, les morts ont toujours été placés sous la sauvegarde de la religion; partout on a eu un profond respect pour les cendres des ancêtres : preuve incontestable de la foi à l'immortalité de l'âme, que Dieu a répandue dans tout le genre humain, et qui s'est conservée traditionnellement parmi toutes les nations, malgré les ténèbres épaisses où l'idolâtrie a plongé pendant si longtemps la plus grande partie des habitants de la terre.

ÉTIENNE.

Puisque tous les peuples se sont accordés, quoique en diverses manières, sur le culte des morts, je comprends qu'il serait honteux, à nous Chrétiens éclairés sur la dignité de notre âme et de notre corps, de dédaigner les devoirs que la piété nous impose au sujet de nos parents et de nos amis qui sont passés à l'autre vie. En quoi consistent donc nos obligations envers les défunts?

ALPHONSE.

Nous avons envers les défunts deux sortes d'obligations : la première regarde l'âme, et consiste dans l'offrande du saint Sacrifice, les prières, les aumônes et autres bonnes œuvres que nous faisons pour les délivrer du purgatoire, ou les soulager dans les peines excessives par lesquelles la justice divine leur fait achever d'expier, dans ce lieu de tourments, les péchés dont ils n'ont pas fait une pénitence suffisante pendant leur vie. Chacun de nous peut repasser à ce sujet ce qu'en disent le catéchisme et d'autres livres pieux.

C'est principalement à la seconde obligation, c'est-à-dire, aux honneurs que nous devons rendre aux corps des défunts, que nous nous arrêterons dans ce dernier entretien.

FRANÇOIS.

Que doit-on faire dans une famille, lorsqu'un de ses membres a rendu le dernier soupir?

ÉDOUARD.

Les plus proches parents du défunt doivent, par une lettre collective, en donner avis à ses parents plus éloignés, à ses amis et à ses connaissances. Cette circulaire s'imprime sur du papier liseré de noir ; elle porte en tête quelque figure symbolique de la mort. On y invite toutes les personnes mentionnées ci-dessus, aux funérailles ou au service, en in-

diquant l'heure et le lieu, et on termine par recommander le défunt à leurs prières.

ÉTIENNE.

Que doivent faire les personnes qui ont reçu une
lettre d'avis de la mort, ou d'invitation à quelque
fonction funèbre?

ALPHONSE.

Après avoir reçu la nouvelle de quelque décès,
si on est proche de la maison mortuaire, il convient
de faire une courte visite aux plus proches parents
du défunt, pour leur adresser quelques paroles de
condoléance, leur témoignant la part que l'on prend
à la perte douloureuse qu'ils viennent de faire, ayant
soin surtout de puiser dans la religion et dans la
foi les motifs de consolation que nous devons leur
suggérer dans une aussi pénible circonstance. Si on
est éloigné, il faut au moins accuser réception de la
lettre, et faire par écrit ce qu'on n'a pu faire de vive
voix.

L'heure de l'enterrement étant venue, si on en
a la commodité, il faut se rendre en habits, sinon
de deuil, au moins approchant de la couleur brune,
au lieu indiqué. Ceux qui arrivent un peu auparavant doivent éviter de s'entretenir d'affaires, et
attendre dans un maintien grave et recueilli jusqu'à

ce que tout soit prêt pour le commencement de la cérémonie funèbre.

A l'église, on prend la place que l'ordonnateur du convoi indique aux personnes qui le composent. Outre le respect que nous devons au saint lieu, il faut encore que, par nos prières et par toutes sortes de marques de piété, nous montrions la foi dont nous faisons profession.

En allant au lieu de la sépulture, comme en venant de la maison mortuaire à l'église, il faut marcher deux à deux, si tel est l'usage, en silence, montrant constamment par notre extérieur recueilli, la part que nous prenons au deuil de la famille, et pensant en même temps que peut-être bientôt nos amis et nos connaissances nous rendront le même service de piété que nous accomplissons à l'égard de ce défunt.

FRANÇOIS.

Que faut-il faire lorsqu'on rencontre un convoi funèbre, ou que l'on passe auprès d'un cimetière?

ALPHONSE.

En passant auprès d'un cimetière, ou lorsque dans une rue, ou par un chemin, on rencontre un convoi funèbre, il convient de se découvrir devant la croix, devant ces corps inanimés qui ont été ici-bas les temples vivants du Saint-Esprit, et qui doivent un jour ressusciter glorieux. Il faut en même temps adresser, au moins intérieurement, quelque prière pour le repos des âmes des défunts, et penser à notre mort, qui n'est peut-être pas éloignée.

ÉTIENNE.

Comment faut-il se comporter si on se trouve à un repas funèbre ?

ÉDOUARD.

Si la charité ou la bienséance nous fait un devoir d'accepter une invitation à un repas funèbre, il faut, en y assistant, que notre maintien, notre air et notre conversation aient plutôt quelque chose de sérieux, et se garder autant de faire paraître une tristesse affectée ou hypocrite, qu'une gaîté inconvenante et déplacée.

FIN.

TABLE DES MATIÈRES.

Pages.

AVANT-PROPOS. VII

I. HYGIÈNE.

Art. Ier. Aliments.   5
    II. Air. 10
    III. Propreté. 16
    IV. Des sens. 20
    V. Sommeil. 22
    VI. Exercices gymnastiques. 23
    VII. Instinct et passions. 24

II. MALADIES LES PLUS ORDINAIRES.

Art. Ier. De la grippe et de ses dangers. 29
    II. Échardes, piqûres d'aiguilles et d'épingles, doigts
        écrasés, coupures, écorchures, etc. 32
    III. Vaccine. 34
    IV. La rougeole. 39
    V. Convulsions des enfants, moyens de les prévenir. . . 42
    VI. Cors aux pieds. 43
    VII. Maux d'yeux. 45

III. TRAITEMENT DES MAUX QUI PEUVENT SE PASSER DES SECOURS DU MÉDECIN.

Art. Ier. Des plaies. 47
    II. Des contusions. 56
    III. Des entorses. 61
    IV. De l'érésipèle. 62
    V. De la brûlure. 65
    VI. Des engelures. 67
    VII. Des clous ou furoncles. 73
    VIII. Des panaris. 75
    IX. Des hémorragies. 79
    X. Des rhumes. 82
      Des rhumatismes. 89

IV. RECETTES DIVERSES. — PRÉCAUTIONS À PRENDRE DANS CERTAINES MALADIES.

Sept recettes pour les maux de dents. 93
Du feu. 95

Pages.

Des piqûres des insectes........................... 98
La teigne.. 104
Assainissement..................................... 105
Purgatif excellent au goût......................... 106

V. HISTOIRES ET DIALOGUES SUR L'ORIGINE DE QUELQUES MALADIES.

La gourmandise..................................... 107
La peur.. 116
La peur de la rage................................. 120

LA POLITESSE EN ACTION.

Premier entretien. — Importance et avantages de la politesse... 125
Deuxième entretien. — Du lever et du coucher....... 140
Troisième entretien. — Du maintien................. 150
Quatrième entretien. — Sur la propreté............. 164
Cinquième entretien. — Devoirs des enfants envers leurs parents et leurs supérieurs................... 182
Sixième entretien. — Des salutations et des visites.. 201
Septième entretien. — De la conversation........... 216
Huitième entretien. — Des repas.................... 233
Neuvième entretien. — Récréations, jeux, promenades... 254
Dixième entretien. — Manière de se comporter dans quelques circonstances............................. 265
Onzième entretien. — Manière de se comporter dans les églises, les processions, etc................... 279
Douzième entretien. — De nos devoirs envers les défunts.. 311